"十三五"国家重点图书出版规划项目

中国传统哲学视域下的中医学理

总主编　严世芸

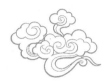

意象思维 · 援物取象比类

主编　王颖晓　谢朝丹

主审　李其忠

上海科学技术出版社

图书在版编目(CIP)数据

意象思维·援物取象比类 / 王颖晓,谢朝丹主编;
李其忠主审.—上海:上海科学技术出版社,2020.1(2024.3 重印)
(中国传统哲学视域下的中医学理)
ISBN 978-7-5478-4674-2

Ⅰ.①意… Ⅱ.①王… ②谢… ③李… Ⅲ.①中医学
-医学哲学-研究 ②中国医药学-文化研究 Ⅳ.
①R2-05

中国版本图书馆 CIP 数据核字(2019)第 292660 号

本书出版受以下项目支持:
国家社会科学基金重大项目"中华优秀传统文化传承体系研
究——中医优秀文化思想的传承研究"(项目编号 12AZD015);
上海市文教结合"高校服务国家重大战略出版工程"。

意象思维·援物取象比类

主编 王颖晓 谢朝丹

主审 李其忠

上海世纪出版(集团)有限公司
上海科学技术出版社 出版、发行
(上海市闵行区号景路 159 弄 A 座 9F-10F)
邮政编码 201101 www.sstp.cn
上海当纳利印刷有限公司印刷
开本 787×1092 1/16 印张 13.75
字数 180 千字
2020 年 1 月第 1 版 2024 年 3 月第 6 次印刷
ISBN 978-7-5478-4674-2/R·1969
定价:82.00 元

内容提要

中医药文化植根于中华传统文化,积淀、融合、蕴含、体现着中华传统的哲学思想、思维方式和价值观念。从中医药切入,可以最直接、最简捷、最通畅地进入中华文明之门。中华传统哲学思想,包括三才、变易、中和、意象等,在中国的社会学、政治学、天文学、地理学乃至兵学、农学、医药学、建筑学、星相学、堪舆学之中,都是一以贯之的,这是中华文化的灵魂。"中国传统哲学视域下的中医学理"丛书以中华传统经典哲学思想为着力点,从三才、变易、中和、意象四个方面,深入探讨中华传统哲学思想与中医药文化的联系、渗透与影响,阐述中华传统哲学思想在中医药中的临床应用,对中医药文化的哲学基础进行系统的总结与分析。

本书是"中国传统哲学视域下的中医学理"丛书中的一本。本书通过对意象及意象思维的文化探析、中医学与意象思维的关联、独具特色的中医意象思维、意象思维对中医学发展的展望四个部分的描述,全面探讨了意象思维在中医文化传承中的作用。

本书可供中医工作者、中医院校学生及中医爱好者参考阅读。

丛书编委会名单

编委会名单

主编简介

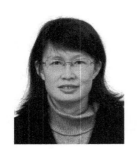

王颖晓，女，1971 年生，医学博士，上海中医药大学副教授。以"中医基础理论发生学""中国传统文化和中医基础理论关系"为主要研究方向。先后主持省部级、局级、校级科研项目共 10 项；参与国家级、局级科研项目多项。以第一作者或通讯作者在《中医杂志》《中国中医基础医学杂志》等核心期刊发表学术论文 20 余篇。主编学术专著 1 部，副主编专著 4 部，参编著作多部。

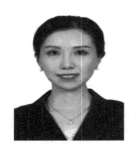

谢朝丹，女，1984 年生，上海中医药大学副教授。以中医哲学、中医药文化、马克思主义与中华优秀传统文化为主要研究方向。先后主持省部级课题 1 项，局级课题 2 项，市重点课程建设 1 项，校级课题多项。主编著作 1 部，参编著作 1 部。在《解放日报》《中国中医药报》《医学与哲学》《中医教育》等报纸杂志发表学术理论类文章 20 多篇。

前　言

　　中医学是中国古代科学的瑰宝，凝聚着中华民族深邃的哲学智慧，是打开中华文明宝库的钥匙。中医药文化是中国传统文化的重要组成部分和优秀代表。中医理论体系大致形成于秦汉时期，嗣后代有发展。先秦诸子之论及历代儒道释文化对中医药学理论体系的发生、发展、演化产生了深刻影响。中医理论的知识体系、中医临床的辨治思路，植根于中国传统文化，而中医药文化又为中国传统文化增添浓重笔墨，使中医学成为自然科学与人文社会科学互相交融的学科体系。中国传统文化特有的思维方式，在中医学理论与临床中得到淋漓尽致的体现。

　　意象思维是中国传统文化最具特色的思维方式。《周易·系辞上》载有"圣人立象以尽意"之说，"意"与"象"两者关系的论述、争辩遂由此开始。先贤为免言不尽意，通过"仰观俯察"，设"象"以反映难以言传的思想。随着西学东渐，国内学者或在中医药文化视野下，探讨意象思维对中医学理论形成及发展的渗透与影响，或从中西比较角度对意象思维的内涵、特点、价值等展开研究，相关论文、论著等相继问世。近年来，中国传统文化中的意象思维研究亦取得诸多成果，相关研究文献颇为丰富。然而将中国古代哲学与中医理论发生学结合起来，系统探索中医意象思维源流脉络及其对中医理论形成发展影响的论著鲜见。

　　在国家社会科学基金重大项目"中华优秀传统文化传承体系研究——中医优秀文化思想的传承研究"（项目编号12AZD015）之子课题意象思维在中医文化中的传承研究的支持下，我们撰著了《意象思维·援物取象比类（中国传统哲学视域下的中医学理）》。全书分为"意象思维的文化探析""中医学与意象思维的关联""独具特色的中医意象思维""意象思维对中医学发展的展望"四部分。本书重点聚焦意象思维的古代文献(主要是先秦、秦汉的古代文献),并结合现代学者的研究成果,厘清意象思维从雏形、发生至成熟的历史发展脉络,揭示意象思维所蕴含的文化基因与深刻内涵,主张以"意象思维"这一表述统一规范与"象"有关的思维方式的其他称谓。在此基础上,全书进一步系统解析意象思维与中医学的关联及其对中医藏象理论、气血津液理论、经络理论、禀质理论、病因病机理论、中医诊断理论、传统中药理论、中医治则治法理论等的渗透与影响,并对意象思维与中医学创新发展的影响作出相对公允、恰当的评述。

本书撰写过程中,得到课题组总负责人严世芸教授和各子课题负责人李其忠教授、王庆其教授、朱邦贤教授、周崇仁教授、陈丽云教授、尚力副教授、张苇航副教授、李铁华副教授、章原副教授等的悉心指导,在此一并表示衷心感谢。由于作者学识有限,书中不足之处在所难免,敬请广大读者提出宝贵意见。

王颖晓

2019 年秋于上海中医药大学

目　录

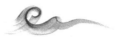

第一章
意象思维的文化探析

第一节　"意象"释义

中国文化重意尚象。中国汉字以"象形"为本构其字法；中国历法讲"观象授时"测其规律；中国美学尚意象以其审美追求。意象，犹如一张巨网，覆罩了中国文化的各个领域，影响着中国文化的方方面面。

由于受古代汉语内部规律的约束，"意象"作为中国哲学范畴和美学范畴的一个名词，最初是分立而论的，其是由"意""象"两个单音词逐渐演变而成。

一、意的含义

1. 意为心志　意的本义为心志。《说文·心部》将"意"写作𢙁，释为"志也。从心察言而知意也"。《春秋繁露·循天之道》载有："心之所之谓意。"《康熙字典·心部》释曰："意，志之发也。"可见，意的本义乃心志、心念、心思。

2. 意是心意状态　"意"在本义心志之外，引申为意思、意念、意见、意味等。《周易·系辞上》有"书不尽言，言不尽意"之论，此处的"意"指思想、意念。魏晋时代，"意"为重要的哲学范畴。王弼、欧阳建等曾在"言不尽意"和"言尽意"的问题上展开争论。如王弼对《周易》所讲的言、象、意的关系作了玄学的解释，认为只有否定图像、言语，才能求得真正的本意。欧阳建则肯定语言能表达人的思想本意。宋明理学家亦对意有所阐释，如朱熹有言"意者，心之所发也"①，认为意是心上一念之发。

可见，不论是词源层面的解释还是哲学层面的释义，"意"都涉及主体的思维活动，其是主体感受的心意状态。

3. "意"是情感的体验　从情感体验的角度而言，"意"是主体的一种情感体验。这种情感体验带有难以用具体语言描述的模糊性，但在性质上（如分属

---

① 朱熹.四书章句集注[M].长沙：岳麓书社，2008：6.

于美、丑、悲、喜等)却是鲜明而确定的。汉语中"意味""滋味""趣味""韵味"等词语,恰好反映了其特点。在欣赏诗歌等文学作品时,主体通过审美回味而得到的意味深长的感受,其本质上都表述了主体的一种情感体验。

4.　"意"是悟性的产物　从认识论角度而言,"意"是悟性的产物,是通过对事物的体会、领悟而达到的一般性"意念"。所谓"医者,意也"说的正是这个道理。何为悟性？悟性是指主体对事物的智力、理解力、判断力等,其处于感性与理性之间,兼有感性(个别)与理性(一般)的意识成分,是跟两者并列的一种认识能力和认识阶段。故而作为认识活动的"意",既有感性的部分,又有理性的成分。

首先,作为认识活动的"意",有感性的部分,其可以在感性阶段作出当下的判断,这种当下判断是靠着与过去经验中所积累的表象进行对比而作出的。比如,一个有经验的农民,可凭水稻生长状态的外部特征(如叶片的颜色、形态等),推知水分、养料、光照以及管理措施上的种种情况。尽管他没有学过水稻栽培学上的所讲知识,但是仍可以凭表象判断而得出自己的结论。又如,中医凭借观察人的面色、舌象、脉象等进行辨证,也是如此。他们凭借对当下对象的观察,可以从浑然一片的背景中选择、取舍和剥离某些特定的含义,从而不需要通过化验、仪器分析就可得到相当准确的判断。

其次,"意"作为悟性的产物,也包含着理性部分。"意"从一些具象中逐渐抽象为一种比较简单的替代物。比如中医通过类比、演绎等方法将发热恶寒、皮肤红疹瘙痒、面瘫、眩晕等疾病的病因皆以风邪命名,因其致病特点类似自然界中风的善行数变、急骤、摇动不定等特性。当然,"意"作为获取知识的一种手段,其与西方的理性认识(通过抽象的概念,并按照一定的逻辑法则进行推理演算)相比,又是不同的,它可能是靠直觉、想象、类比、体悟、联想等方式而非按照一定的逻辑法则进行推理演算的方式获得的知识。

需要指出的是,因人的悟性有高下之别,"意"本身也有深浅高低之分。一方面,因悟性中包含有长期的经验积累和理性认识,因此通过"意"所获得的知识可能比一般人的理性认识还要深刻；另一方面,因"意"兼具感性的意识成分,故具有主观性和偶然性。

二、象的含义

象的含义是多方面的。《汉语大字典》①中关于象的释义有 19 种之多,如大象、形象、相貌、卦象、想象、模拟等。归纳起来,作为名词的"象",有本义和引申义之分。

1. 象,本意为大象 "象"字的本义为动物中的大象。甲骨文中写作 ,为一象形字。《说文·豕部》曰:"象,长鼻牙,南越大兽。三年一乳,象耳牙四足之形。""象"字是指长鼻牙的南越国巨大野兽,即动物大象。《左传·定公四年》有"王使执燧象以奔吴师"的记载,意为楚王指使人赶着尾上系有火把的大象奔向吴军。其所指之象,无疑为具体的动物之象。

可见,从发生学的角度看,"象"字最初无疑指的就是动物大象,但"象"字在后来的使用过程中,则假借或转注为与"像"字同义,正如《周易·系辞下》所言:"象也者,像也。"由此,"象"字作为事物的相似性而引申出更广泛的含义。

2. 象,引申为物象 象为物象,即指客观事物表露于外的形象、现象。

这一层次的象又可分为两层含义:

(1) 象是指外在可见的具体形象、现象。如《周易·系辞上》云:"在天成象,在地成形。"这里所言之象,即指日、月、星、辰等视觉可见的具体物象。除了这些天象,我们通常所说的所谓景象、面部形象、站象、坐象、睡象等,也都是表示这种外在可见的具体形象。

(2) 象可以进一步泛指一切可以感知的实物形象。如《周易·系辞上》云:"见乃谓之象。"只要是人能凭感官可以直接捕捉到的一切信息均可称之为"象"。比如自然界风雨雷电等气象、人体的声象、舌象以及社会生活中的兴旺之象、衰败之象、市井百态之象等。总而言之,一切有形的、可以直接感知的实物形象,都属于这一层次的象。

3. 象,扩展为拟象 象为拟象,即经过思维主体的整合加工之后,按照主体目的重新建构起来的模拟之象。

---

① 汉语大字典编辑委员会.汉语大字典[M].成都:四川辞书出版社,1995:3611-3622.

在《韩非子》的一段话中就可窥见这一层次的"象"的含义。《韩非子·解老》曰："人希见生象也,而得死象之骨,案其图以想其生也。故诸人之所意想者,皆谓之象也。"远古时代,大象曾生活在我国中原地区,后来由于气候变迁等原因,大象向南方迁徙,而中原地区活象几乎绝迹,中原人很少见到大象。故而人们谈及象,往往是凭借大象死后的骨骼,经人的想象而获得大象的形象。这段话不仅解释了"象"从动物大象获得其引申义的缘由,也揭示了汉语"想象"一词的来源。

可见,这一层次的"象",已不是对客观事物形象的直接反映,而是主体以形象为原料,经过分析、综合、抽象、概括等方法,按照主体的目的重新建构起来的模拟之象,故而具有抽象之意。所拟得的"象"能更深刻鲜明地反映事物的本质。

常见的拟象有:

(1) 符号性拟象,如具有借喻意义的八卦之象、河图、洛书等(图 1-1)。以《周易》卦象为例。《周易·系辞上》曰："圣人有以见天下之赜,而拟诸其形容,象其物宜,是故谓之象。"圣人以外在物象为基点,对其进行概括、提炼、抽象,最后形成卦象,以此来揭示世界的规律和奥妙。需要指出的是,卦象不是自然界和人类社会的物象,而是从天地万物中概括出来的一种符号系统。它极为抽象,但又不完全等同于西方人的抽象概念,其带有直观、形象的特点。《周易·系辞下》亦言："是故易者,象也。象也者,像也。"唐孔颖达注疏道:"谓卦为万物象者,法象万物,犹若乾卦之象法象于天也。"这里就明确指出了《周

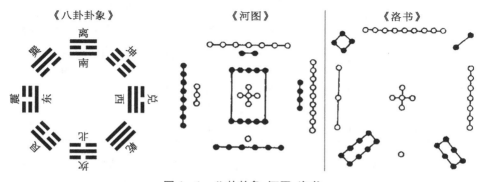

图 1-1　八卦卦象、河图、洛书

易》卦象就是圣人用以象征自然现象和人事变化的一套符号。比如八卦之一的乾（☰）卦，其象由三个阳爻构成，这是可见的，具体的，其象征天。经过思维主体的解读，此卦象除了象征天，还可借喻为男性、阳气等不同含义。

（2）概念性拟象，如气、太极、阴阳、五行等概念。它们是从各种物态之象中抽象出其本质属性而得。比如"气"之象，其是一种至精至微的物质，是构成宇宙和天地万物的最基本元素，它具有无形而运动不息的特点，可感知而又非实体。再如"太极"之象。历代先哲虽对太极的具体所指不尽相同，但都指出太极乃宇宙万物的本原，是天地（空间）、四时（时间）的派生者，然后生万物。《周易·系辞上》载："是故易有太极，是生两仪，两仪生四象……"《周易乾凿度》曰："易始于太极，太极分而为二，故生知也，天地有春秋冬夏之节，故生四时；四时各有阴阳刚柔之分，故生八卦。"又如"阴阳"之象，其"有名而无形"。古人观察到自然界中存在着各种相互对立又相互联系的"象"，如昼夜、寒暑、男女、寒热、燥湿、上下、动静等，由此拟得"阴阳"概念。阳代表着积极、进取、刚强等特性的事物和现象；阴代表着消极、退守、柔弱等特性的事物和现象。

（3）体系性拟象，如五行生克之象、天人合一模型、太极图等皆属于体系性拟象（表1-1）。如图1-2所示，世间所有事物均可按其象分成五大类，这五类不同的事物之间存在着相互联系又相互克制的规律。表1-1的天人合一模型则根据五行为中介，将自然界和人体进行联系并分类配属。

表1-1 天人合一模型

自 然 界						五行	人 体 自 身					
五味	五气	五时	五方	五化	五季		五脏	五腑	五体	五官	五神	五志
酸	风	平旦	东	生	春	木	肝	胆	筋	目	魂	怒
苦	暑	日中	南	长	夏	火	心	小肠	脉	舌	神	喜
甘	湿	日西	中	化	长夏	土	脾	胃	肉	口	意	思
辛	燥	合夜	西	收	秋	金	肺	大肠	皮毛	鼻	魄	悲
咸	寒	夜半	北	藏	冬	水	肾	膀胱	骨	耳	志	恐

（4）文字性拟象，如以文字构筑其象，多见于文学和书画作品中。如陶渊明《饮酒》中的"采菊东篱下，悠然见南山"之象，不仅展现了审美感受中的一种

自然悠闲的最佳境界,还将不可言传的意蕴显得更为丰满生动,可谓"文已尽而意有余"。又如老子所言的"大象"——道,其特点是:"道可道,非常道。名可名,非常名。""道"作为老子思想的最高范畴,既是宇宙万物的根本,同时也是宇宙运化的秩序和法则。但"道"又不能用概念加

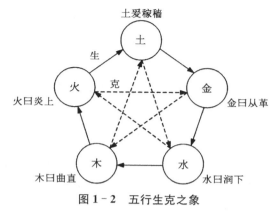

图 1-2　五行生克之象

以分析解释,而需借助"象"来显示"道"。因此《老子》有"大象无形""执大象,天下往"①等诸论。这里用文字所述之"大象",即是个体超越羁绊和限制,达到物我两忘的"道"之境界。再如历代医家借助自身对脉动的感受和主观的体悟,用文字描述的各种脉象亦属于此类文字性拟象。如将弦脉之象描述为"状如弓弦""端直似丝弦""绰绰如按琴瑟弦""如循刀刃"等,形象地说明了弦脉具有脉管绷直、指下挺然、按之不移的特点。

需要指出的是,符号性拟象和体系性拟象是根据万物之间的"象"建立模型,万物皆可据"象"入模,通过主体的分类、对比、联想、推演等方法获得规律,说理论道。而概念性拟象和文字性拟象仅是纯粹拟象,其可表意,但无模型推演。

三、言、意、象之关系

1. 言不尽意　《周易·系辞上》曰:"书不尽言,言不尽意。"庄子继承了《周易》"言不尽意"的观点。在《庄子》一书中,有很多地方曾论述到"言"与"意"的关系,如:"语之所贵者意也,意有所随。意之所随者,不可以言传也。"②又如:"可以言论者,物之粗也;可以意致者,物之精也;言之所不能论,意之所

---

①　李耳.老子[M].北京:中国华侨出版社,2002:77.
②　冀昀.庄子[M].北京:线装书局,2007:152.

不能察致者,不期精粗焉。"①再如:"筌者所以在鱼,得鱼而忘筌;蹄者所以在兔;得兔而忘蹄;言者所以在意,得意而忘言。"②

庄子认为语言是一种工具和手段,"语之所贵者意也""言者所以在意"。"言"的目的在于传达"意",反映了其重"意"的思想。在庄子看来,"言"和"意"有其同一性的一面,它们都是"期(限)于有形者也"。用郭象的注来说是"夫言意者有也",即"言"和"意"都是与"有形"的事物相联系的。但庄子同时指出,"言"与"意"也存在差异,"可以言论者,物之粗也;可以意致者,物之精也。"说明"言"只能传达事物中粗要的方面,而"意"却能领会"物"的精微之所在,因此得出"意之所随者,不可以言传也"的结论。也就是说,"意"是不可能用语言来表达的。为此,他通过"轮扁斫轮"的寓言故事加以说明,砍削车轮,要是轮榫松了就不牢固,要是太紧了又放不进去,高超的技艺必须是"不疾不徐",恰到好处,是"得之于手而应于心,口不能言,有数存焉于其间。"①"数"即体现事物的规律性。庄子指出,斫轮这种精湛的技艺创造,是建立在深刻了解并遵从事物的规律基础上的,但又无法用语言准确描述,只能诉诸心灵体悟的直觉形式。这就明确提出了"言不尽意"的观点,揭示言与意之间所存在的矛盾,于是就产生了如何不执滞于语言,而超越语言媒介去捕捉"意"的问题。庄子提出的"得意忘言"就是为了解决"不可以言传"的矛盾。如同鱼筌、兔网是捕捉鱼和兔的工具一样,得到了鱼、兔,那么筌和蹄可以弃之不用。所以,得到了"意"就不必拘泥于原来用以达意的"言",从而达到"得意""尽意"的目的。

2. 立象尽意 《周易》作为先秦时期重要的哲学论著和文化典籍,对于意与象关系作了一定的分析和研究。

《周易·系辞上》曰:"圣人立象以尽意,设卦以尽情伪,系辞焉以尽其言,变而通之以尽利,鼓之舞之以尽神。"因为语言不能准确、完尽传达事物丰富的本意,故而圣人通过立象(拟象)来表达语言所不能尽述的深意,以揭示事物的真实或虚伪。正如尚秉和《周易尚氏学》指出:"意之不能尽者,卦能尽之;言之不能尽者,象能显之。"③

---

① 冀昀.庄子[M].北京:线装书局,2007:179.
② 冀昀.庄子[M].北京:线装书局,2007:304.
③ 尚秉和.周易尚氏学[M].郑州:中州古籍出版社,1994:379.

由此,《周易》用阴爻– –、阳爻—组成八卦卦象,并以八卦重演而成六十四卦象,通过六十四卦象来借喻和诠释自然和人世复杂的规律和事理。

《周易·系辞下》亦云:"古者包牺氏之王天下也,仰则观象于天,俯则观法于地,观鸟兽之文,与地之宜;近取诸身,远取诸物,于是始作八卦,以通神明之德,以类万物之情。"先贤在长期的生活实践中,通过仰观、俯察的方式,观察到事物之间存在着会聚与变通之处,故而依循天地之理而作八卦(立象或拟象),由此获知天地和社会的一切奥秘。

以坤卦为例,坤卦的本意是地,其引申意义则极繁复。从内涵上说,坤象阴性、柔顺或柔弱之性;从外延上说,举凡此一类事物都可以囊括其中,如女性、母亲、腹部、民众、母牛等。其他的八卦卦象也均有类似的情况。由八卦相重而得的六十四卦象,也呈现出这种特点。六十四卦象较语言而言,形式虽简却有显著的优越性,即象所蕴涵的意义几乎是无穷的,它们涵盖着宇宙中的所有事物及其功能、属性、变化、过程等,具有"宇宙代数式"的作用。《周易》所说的"以类万物之情""以言乎天地之间则备""触类而长之,天下之能事毕矣"等就是立象可以尽意这一事实的确切表述。

除了《周易》,纵观中国的文字、绘画、书法等拟象,莫不是为了尽意。比如中国文化的最基本载体——文字,从象形到会意,皆是立象尽意的典型。为说明汉字的这一特点,有必要考察汉代学者所说的"六书"。汉代学者把汉字的构成和使用方式归纳成六种类型,总称六书。其中一种就是"象形"。按照东汉许慎的解释,它的特点是"画成其物,随体诘诎"[①],意思是通过描画事物的轮廓或者具有特征的象来创造汉字,因而此类字一看其"字"象即可得其意,如日、月等字。六书的另一种是"指事",它的特点是"视而可识,察而见意"(同上),并可分为两类,一类是在象形字的基础上加上"指事"的符号,例如在象形的"木"字之下加上一横,就是"本"字,在"木"字之上加上一横,就是"末"字,在象形的"刀"字加上一点,就是"刃"字。指事字的另一类是形象地表示事物之间的关系,例如今本《说文解字》中的"上、下"二字作"⊥、丅",即以横线"—"为界,在横线之上加上一点,从而演变成"⊥"(上)字,在横线之下加上一点,从而

---

① 李土生.汉字与汉字文化[M].北京:中央文献出版社,2009:25.

演变成"丅"（下）字。可以看出，这两类指事字的字义都与事物形象有一定的相似性。六书的第三种是"会意"，它的特点是"比类合谊，以见指伪"①，即"会意"就是"合二字、三字之义以成一字之义"，例如"班"字是"玉"字加上一个"刀"字，表示用刀分玉之义。可见会意字的含义也与事物的象有一定的相似性。六书还有一种是"形声"，它的特点是"以事为名，取譬相成"①，按照段玉裁的解释，它是由"半义"与"半声"结合而成，也有象符的特点。六书除转注和假借之外，多数字的"意"都与其"象"有联系，无怪乎班固将"指事""会意""形声"三种字称为"象事""象意""象声"，足证多数汉字字意与其形象有着直接关联。

又如中国画。中国画可说走着一条与西方绘画不同的发展道路，西方绘画重客观物象形貌逼真，而中国画却重在写意，其追求的是至高境界。故而有"以形写神""气韵生动"之说。宋、元时期的山水画更是推崇"逸品"，突出画家的主体情意。比如北宋的山水画家郭熙，对山水画的形象创造就曾提出"意象契合"的要求："春山烟云连绵，人欣欣；夏山嘉木繁阴，人坦坦；秋山明净摇落，人肃肃；冬山昏霾翳塞，人寂寂。看此画令人生此意，如真在此山中，此画之景外意也。"②从而使审美意象包含着深远的意蕴。

3. 得意忘象　魏玄学家王弼在《周易》"立象尽意"和《庄子》"言不尽意"基础上，对言、意、象三者的关系作了深入而辩证的分析，提出"得象忘言"和"得意忘象"的重要论述。王弼在《周易略例·明象》中写道："夫象者，出意者也。言者，明象者也。尽意莫若象，尽象莫若言。言生于象，故可寻言以观象，象生于意，故可寻象以观意。意以象尽，象以言著，故言者所以明象，得象而忘言；象者所以存意，得意而忘象。犹蹄者所以在兔，得兔而忘蹄；筌者所以在鱼，得鱼而忘筌也。然则，言者，象之蹄也；象者，意之筌也。是故，存言者，非得象者也；存象者，非得意者也。象生于意而存象焉，则所存者乃非其象也。言生于象而存言焉，则所存者乃非其言也。然则，忘象者，乃得意者也；忘言者，乃得象者也。得意在忘象，得象在忘言。故立象以尽意，而象可忘也。重画以尽情，而画可忘也。"

---

①　李土生.汉字与汉字文化[M].北京：中央文献出版社，2009：25.
②　郭熙.林泉高致[M].济南：山东画报出版社，2010：26.

我们参照任继愈的分析，从四个层次来论述言、意、象三者的关系。

言、象、意关系的第一个层次是："夫象者，出意者也。言者，明象者也。尽意莫若象，尽象莫若言。言生于象，故可寻言以观象。象生于意，故可寻象以观意。"这里的"言"是指卦爻辞，"象"是指卦爻象，"意"是指圣人作卦的意义（圣人之意）。王弼的意思是说，卦象是表达圣人之意的工具，卦辞是明象的工具，所以表达圣人之意要通过卦象，表达卦象要通过卦辞。言辞是由《易》的卦象产生的，可以通过言辞的内容明示卦象的内容；卦象是由圣人制定的，可以通过卦象所表现的内容理解圣人的本意。可见，王弼认为，"象"是沟通"言"和"意"的中间环节。言、象、意三者是层层递进的关系，其中"意"是居于最高位的。

第二个层次是："意以象尽，象以言著。故言者所以明象，得象而忘言；象者所以存意，得意而忘象。犹蹄者，所以在兔，得兔而忘蹄；筌者所以在鱼，得鱼而忘筌也。然则，言者，象之蹄也，象者，意之筌也。"王弼引用庄子的"得兔忘蹄""得鱼忘筌"，说明卦象是表达圣人之意的工具，领会了圣人之意就会"忘"卦象；卦辞是表达卦象的，明白了卦象就会"忘"卦辞，即言、象事实上仅仅具有工具价值，它们是认识圣人之意的手段，而非目的，因此正确对待"言""象"的态度就是"忘"。关于"忘"，学术界有不同的解释。楼宇烈把"忘"理解为"忘记"，其指出："言与象只是得意之一种工具，旨在得意，所以得意后就可把言、象忘去。"王葆玹、高晨阳则主张把"忘"解释为"不执着""不拘泥"。王葆玹认为："王弼所谓的'忘言''忘象'是指'寻言'时不可拘执于特定的名言，'寻象'时不可拘执于特定的形象，唯不拘执，才可对群言、众象作出全面的观察。"[①]"王弼所谓的'忘'仅是不拘执的意思。所谓'忘象'是指不拘执于具体的、个别的象。"[②]高晨阳在《儒道会通与正始玄学》里指出："'忘象'不是不要象数，而是强调不拘于象数。"[③]"忘言忘象不是不要言象，而是说既要借助于言象，而又不可拘泥言象。"[④]据此，将"忘"字作"不执着""不拘泥"的解释更妥帖，

① 王保玹.正始玄学［M］.济南：齐鲁书社，1987：359.
② 王保玹.王弼评传——玄学之祖，宋学之宗［M］.南宁：广西教育出版社，1997：104.
③ 高晨阳.儒道会通与正始玄学［M］.济南：齐鲁书社，2000：300.
④ 高晨阳.儒道会通与正始玄学［M］.济南：齐鲁书社，2000：308.

更能符合王弼原意。"得意在忘象,得象在忘言",只有不滞于"言""象",才能把握住"言""象"背后的"意"。

第三个层次是:"是故存言者,非得象也;存象者,非得意者也。象生于意而象存焉,则所存者乃非其象也;言生于象而言存焉,则所存者乃非其言也。"这就是说,执著于卦辞就不能理解卦象;执著于卦象就不能理解圣人之意。卦象是由圣人制定的,圣人之意决定卦象,如果执著于卦象,那会失去圣人之意,所执著的卦象也就不是原来的卦象了。同样卦辞是由卦象产生的,卦象决定卦辞,如果执著于卦辞,就会脱离卦象,所执著的卦辞也不是原来的卦辞了。王弼这里承接之前的观点,那就是:获得圣人之意既要借助于象,但又不能执着拘泥于象;获得象的内容要借助言,但又不能执着拘泥于言。要而言之,执着于手段往往达不到真正的目的。

第四个层次是:"然则,忘象者,乃得意者也。忘言者,乃得象者也。得意在忘象,得象在忘言。故立象以尽意,而象可忘也。重画以尽情,而画可忘也。"这里王弼把忘掉卦象作为得到圣人之意的条件,把忘掉卦辞作为得到卦象的条件,是要超越言象表面的内容,进一步理解圣人之意。在王弼看来,圣人只把卦辞、卦象看作是表达意义的方法和工具,圣人之意只可意会不可言传。所以"得意在忘象,得象在忘言",这样才能理解圣人之意。

承上所述,就"意"与"象"的关系而言,王弼明确指出须"寻象观意",因为意是多层的,不确定的,因此语言不能真实、准确、完整地表达"意",必须通过中间环节的"象"才能直接描述"意"。象才是准确、直观捕捉事物深层意蕴的最佳途径。而在获得了"意"之后,亦不能拘执于"象",而是要超越"象",如此才能进一步获得深邃之"意"。

王弼的"寻象观意""得意忘象"深刻影响了后世的书法和绘画艺术。

对于中国画讲求写意的特点,之前就已论述,此处简而言之。中国画要求通过外在形象传达出某种无限的内在意境或精神,是所谓"意存笔先,画尽意在"。欧阳修指出:"古画画意不画形。"①苏轼亦有言:"论画以形似,见与儿童

---

① 王山峡.历代书法绘画诗选[M].昆明:云南人民出版社,1995:100.

邻。"①"气韵生动"作为中国画的灵魂,其实质就体现了"写意"精神。

书法亦重意。唐代书法家孙过庭概括了书法的写意精神,其《书谱》中云:"情动形言,取会风骚之意;阳舒阴惨,本乎天地之心。"王羲之的潇洒飘逸,颜真卿的端庄雄伟,柳公权的骨力遒劲,赵孟頫的圆转遒丽,怀素的行云流水,都可从其书法作品中体悟品味出来。中国传统的书法艺术的旨趣,并非表达那种可由语言表达的抽象意义,而是要从书写的"象"中获得那种不能用语言来描述的神秘意蕴。明代书法家项穆更是主张以书法之象入手,以"得意忘象"为途径,最终达到"发天地之玄微"的宏大目的,其《书法雅言·神化》指出:"是知书之欲变化也,至诚其志,不息其功,将形著明,动一以贯万,变而化焉,圣且神矣。噫,此由心悟,不可言传。"这里,项穆指出,要想知道书法的变化,就必须专心致志、坚持不懈,一以贯万,彰显形象,由变入化,由此进入圣明且神奇的境界。这样的道理不是言辞所能传达的,而只能用心去领悟。

项穆进一步指出:"字者孳也,书者心也。字虽有象,妙出无为;心虽无形,用从有主。初学条理,必有所事,因象而求意。终及通会,行所无事,得意而忘象。故曰由象识心,徇象丧心,象不可着,心不可离……法书仙手,致中极和,可以发天地之玄微,宣道义之蕴奥,继往圣之绝学,开后觉之良心。"意为:文字是孳育而逐渐增多的,书写的字迹是心灵的图画。文字虽然有形象,但其巧妙却无心而为;心灵虽然没有形象,但它却是行为发生的主宰。开始学习点画结构的安排,必定要做些什么,其原则是根据形象来寻求意蕴;最终达到了融会贯通的境界,也就不必有什么作为了,因为那时已经得到了意蕴而忘却了形象。因此,通过形象来识别心灵,沉溺于形象则会丧失心灵,不可执着于形象,不能游离于心灵……创造精妙书法的优异书家,达到了中和的极致,可以阐发天地的幽微之意,宣扬道义的精深之旨,接续以往圣人宏伟独到的学术,开启后知后觉的良知良心。

无怪乎当代美学评论家宗白华言:"中国书法是一种艺术,能表现人格,创造意象……我们要想窥探商、周、秦、汉、唐、宋的生活情调与艺术风格,可以从各时代的书法中去体会。"①

其实无论是中国传统的绘画还是书法,抑或是其他如诗歌、音乐、舞蹈、建筑等艺术,都体现出了"得意忘象"的审美情趣。

四、"意象"概念及其历史发展

关于"意象"概念,东西方都有论及。需要指出的是,汉语中"意象"概念有"哲学意象"和"文学意象"之分。"哲学意象"即是中国传统的意象思维方式。意象思维方式的运用,早在先秦时期就已见端倪,只是古人称之为"象"(后文会详细探讨,此处不赘述);"文学意象"则是中国古典文艺美学的一个基本范畴,将在此处探讨。

1. 西方"意象"概念 简要看一下西方"意象"一词概念。西方"意象"一词早期是心理学领域的名词。自从冯特在 19 世纪后期创建新的实验心理科学的时候起,西方多数心理学家认为,从感知觉到抽象思维之间,存在着一个中间环节,这一指称中间环节的术语即是"image",中文译为"意象"或"表象",其含义是指外界客观事物在心理活动中的再现。

后来西方心理学家雷克奇在《心理学纲要》中较详细地对"意象"作了界定和分析,他指出,当我们接触或观察外界事物时,在意识中产生了直接反映外界事物的知觉。而当我们离开所观察的外界事物以后,有的知觉消失了,有的知觉被保存下来,经过加工改造,成为意象。意象分为记忆意象与创见意象,记忆意象是关于知觉的带有选择性的存留,这种选择很难避免主观感情意识的影响,因而记忆意象可说是介于主观意识与客观映象之间的东西,其中客观映象的成分多一些。创见意象又称想象意象,是关于知觉的改造和重新组合,也是介于主观意识与客观映象之间的东西,其中主观的成分多一些。

"意象"一词也为西方文学流派所使用。以美国诗人艾兹拉·庞德为代表的"意象派"指出,诗歌应该描绘"意象",即"一种在一刹那间表现出来的理性和感性的集合体"。意象派所主张的"意象",是一种侧重于主体的思想和情感

---

① 宗白华.艺境[M].北京:北京大学出版社,1997:131.

表现的虚构形象,或者说,其认为,"意象"为客观物象经主体的情感活动所创造出来的一种艺术形象。

综上可见,西方文化中的"意象"一词,是客观对象在主体意识中的显现,其为客观物象与主观思维的结合体。

2. 中国"意象"概念及其历史发展　在中国,意象思维方式的运用,早在先秦时期就已见端倪。如《周易》用"立象尽意"的意象思维方式,设立六十四卦以阐述天道人事,只是当时的古人称之为"象",未有"意象"连缀词的出现。

汉代的王充首次将"意"与"象"连缀成词,使"意象"成为一个完整的概念。《论衡·乱龙》曰:"天子射熊,诸侯射麋,卿大夫射虎豹,士射鹿豕,示服猛也。名布为侯,示射无道诸侯也。夫画布为熊麋之象,名布为侯,礼贵意象,示义取名也。"

"夫画布为熊麋之象,名布为侯,礼贵意象,示义取名也。"这句话指出,之所以画熊、麋之象在布帛上,是因为人的地位愈高,则所射之兽愈猛,而"名布为侯"的目的就是示义"礼贵"。实际上"示义"即表达意,是画家的"意"与熊麋之"象",通过主客体的交流这个中介,从而形成"意象"的图象。王充将这种含有寓意的图象称之为"意象"。

王充的理论贡献在于他首次提出了"意象"概念,将主观的"意"与客观的"象"合二为一,形成"意象"连缀。王充的"意象"已不同于《周易》卦象的符号组合,而是通过现实生活中的物象加以表现,但王充未从文艺美学角度明确表述"意象",也未能从理论上作明确的表述。

可见,"意象"这一概念此时仍处于孕育阶段,至魏晋南北朝时期,"意象"说才真正形成。

魏晋南北朝时期是文学艺术的自觉时代,也是审美认识发展的一个重要阶段,其突出的表现是玄学的兴起,老庄思想成为一时风尚,在理论层面上表现为言、意之辨,内容涉及言、意、象的辩证关系,这种哲学上认识大大丰富和提高了文学审美层面的认识,使文学艺术开阔了视野,新的审美追求开始凸显,一批影响深远的美学新概念,如"气韵""风骨""神似"等都涌现出来。"意象"也在此时被赋予深刻的美学内涵,刘勰"意象"概念的提出标志着文艺美学层面"意象"说的真正形成。

刘勰《文心雕龙·神思》曰:"是以陶钧文思,贵在虚静,疏瀹五藏,澡雪精神,积学以储宝,酌理以富才,研阅以穷照,驯致以怿辞,然后使玄解之宰,寻声律而定墨;独照之匠,窥意象而运斤。此盖驭文之首术,谋篇之大端。"

刘勰在这里所说的"意象",已然大不同于先秦儒道至王弼所作的哲学解释,其将"意象"概念引入文学理论中,并提出颇为完整的审美意象理论。

"窥意象而运斤",是指运用笔墨描述作者思维加工后的景象。"意象"即"意之象"或"意中之象",是经过主体情感所染化了的"象",是经过人理解、构思、想象等加工后形成的形象,是"神思"的结果。这里,刘勰将主观的"意"与客观的"物"同构对应,融为一体,形成"意象"这一概念。一方面"意"不再仅是主观的思想意念自身;另一方面,"物"也不再是自在的物象本身。"意象"是心与物交融的体现,是"神与物游"的产物。

至此,"意象"这一文艺美学概念名正义明,文学或美学的"意象"说由此开端。"意象"归根结底是在情感的孕育和传达中创造出来的。

唐宋时期对"意象"说有了新的发展,主要表现在:一是唐、宋的诗论丰富、充实了"意象"的内涵。二是"意象"这一概念开始从诗论向书论、文论、画论拓展,其融会贯通并相互渗透,使"意象"概念在理论形态上得到补充和深化。三是一批与"意象"相近的概念和范畴相继出现,如"兴寄""兴象""境""意境"及"象外之象"等,使情意获得感性形式,建构起所要表现的艺术世界。这无疑对"意象"说起了推动和促进作用。

比如,王昌龄《诗格》提出诗歌创作构思的"意象"说。"一曰生思。久用精思,未契意象,力疲智竭,放安神思,心偶照境,率然而生。二曰感思。寻味前言,吟讽古制,感而生思。三曰取思。搜求于象,心入于境,神会于物,因心而得。"可见,其认为,"意象"乃是"心"与"境"融合之后,审美主体之意与审美客体之象相互感应、高度融洽而豁然自得的形象。意象的内涵在此更加明晰与丰富。

司空图在对诗歌意境的论述中,也涉及有关"意象"的问题,他在《诗品·缜密》中写道:"意象欲出,造化已奇。水流花开,清露未晞。要路愈远,幽行为迟。语不欲犯,思不欲痴。犹春于绿,明月雪时。"司空图指出,作品"缜密",是诗人经过主观情意与客观景物的契合交融后,创造出的自然天成、呼之欲出的

"意"中之"象",说明"意象"不同于纯客观的物象,它是渗透了诗人缜密构思而创造出来的审美意象。而其下的八句都是为了表达"意象欲出,造化已奇"所展示的万千意境。

至明代,"意象"这一范畴在文学艺术各门类中被广泛运用。明人善用"意象"对前人的作品进行广泛的评论,涉及诗论、画论、书论、文论、曲论等,其进一步探索了审美意象内部虚与实、深与浅、形与神的多层面关系,使"意象"这一范畴得到很大的拓展和深化,同时也使"意象"的含义更趋缜密理论。

如明代文学家王世贞对"意"与"象"的关系作了诸多论述。其在《于大夫集序》指出诗歌创作要"外足于象,而内足于意",即充分地表现外在的物象或内在的情意。但在"意"与"象"相应合("意"与"象"相互融合)方面,则提出"意"为主、"意足于象"。如其在评论曹植《洛神赋》时言:"其妙处在意而不在象。"他认为,洛神之形象刻画得如此生动细腻,乃是为了让读者感受到其中的意境,故"意"与"象"相互融合,"象"以"意"而神,"意"以"象"而妙。

继明人之后,清代学者对"意象"范畴的内涵及其多层面关系,作了更深入的分析和开拓,内容涉及"意象"的性质、内涵、特征以及审美功能、文艺欣赏等诸多方面。这一时期对"意象"概念的开拓深化,体现和反映出"意象"已成为我国古代最有价值和影响的美学范畴。

3. 中西方"意象"内涵的不同　中国古典意象论和西方"意象派"都以"意象"一词命名,然仔细分析一下,两者对于"意象"的理解是不同的。换言之,中国古典意象论所说的"意象",西方"意象派"所说的"意象",其内涵是不相同的。由上分析可见,西方"意象派"所说的"意象"是纯主观的。它不是客观物象与主观情意的结合,而是属于主观世界范畴的理性(情绪)的集合、复合或结合。西方"意象派"的"意象"内部,有的只是纯主观的东西。中国古典意象论的"意象"是主观和客观的统一、结合。

第二节　意象思维及相关疏析

在论述文艺美学层面的"意象"之后,我们来着重探讨哲学层面的"意象",

即中国传统的意象思维方式。

先对思维方式做一个界定。思维方式是在人类社会发展的一定阶段,思维主体按照自身的特定需要与目的,运用思维工具去接受、反映、理解、加工客体对象或客体信息的思维活动的样式或模式,本质上是反映思维主体、思维对象、思维工具三者关系的一种稳定的、定型化的思维结构。

毋庸置疑,思维方式是文化的组成部分,且居于文化的最深层,它对文化的建构具有控制、支配、导向的重要功能。在某种意义上,文化的延续乃是思维方式的延续,文化的变化、更新、创建亦首先依赖于思维方式的变化、更新、创建。

一、意象思维的定义

意象思维是指思维主体将物象或拟象(符号、概念、模型等)作为思维工具,运用直觉、比喻、象征、联想、类推、顿悟等方法,来表达对世界认识的一种思维方式。

我们分两点对意象思维的定义作简要分析说明。

第一,意象思维的思维工具既可以是感性直观的物象,也可以是经过主体整合加工之后的拟象。感性直观的物象,是指自然界日月星辰、山石草木等具体物象,它们为我们目中所见,耳中所闻;拟象,则是指经过了思维主体的分析、综合、抽象后所得的模拟之象,比如,阴阳象,其非自然界中可见的具体形象,而是古人在观察天地万物后抽象而得的象。阳指代所有蕴含着温热的、在上的、向外的、明亮的、亢进的、强壮的形象。阴则代表所有蕴含着寒冷的、在下的、向内的、阴暗的、衰退的、柔弱的形象。其他诸如气、五行、太极、老子的"道"等都属于拟象。

第二,我们看一下古人是如何运用意象思维来认识世界的。这里简单举例说明。先以物象为例。

中国古代天文学中的浑天说就以鸡蛋为工具,运用联想、类比等方法,阐述了天地的特征及运行规律。《晋书·天文志》曰:"天如鸡子,地如鸡中黄,孤居于天内。天大而地小。天表里有水,天地各乘气而立,载水而行……天转如车毂之运也。"这句话的意思是,天犹如鸡蛋,地就像鸡蛋中的蛋黄,地单独地被天所包括于其中。天的体积大,地的体积小。天的外面和里面都有水。天和地各自凭借着无形之气而存在,凭借着水而运行……天的运行犹如车轮中心圆木的转动方式。

又如墨子以丝线为工具,运用类比方法,得出人的品德习性也会相互熏染或影响,即"染于苍则苍,染于黄则黄"。

再如古人往往凭借观察自然之象来获得物候知识,指导农业生产。汉代《齐民要术》在谈种谷子时指出:"二月上旬,杨树出叶生花的时候下种,是最好的时令;三月上旬到清明节,桃花刚开,是中等时令;四月上旬赶上枣树出叶、桑树落花,是最迟时令。"基于这种对自然界生命物候之象的观察和体验,先哲运用联想、推理、顿悟等方式,逐步获得相关农学知识。先哲还以立春、雨水、惊蛰、春分、清明、谷雨、立夏、小满等命名的二十四节气,也是意象思维运用的典型。一看这些节气名称的字面意义,即可联想到每一时节和气候特点,可谓简洁、直白、明了。

可见,这一层次的意象思维,是根据直观可感的物象来认识世界,获得规律的。

再以拟象为例。如《周易》中的卦象即是古人抽象后所得的拟象。《周易》以卦象为工具,通过象征、类比、推理等方法,得出自然和人事规律。如六十四卦之一的否卦☶,其上卦为☰,象征天,下卦为☷,象征地。古人认为,天之气朝上,地之气朝下,天地之气没有交感,故否卦的指示意义为天地不交,万物不通,由此提示君子要"君子以俭德辟难,不可荣以禄",即君子要收敛自己的德行,规正自我的行为,不可贪图于荣耀和富贵的虚慕之中。

又如宋代周敦颐的太极图(图1-3)。依据周敦颐《太极图说》的解释,可知图中的符号标志,象征着太极从阴阳、五行化生至万物的整个宇宙生成模式。

再看先天太极八卦图(图1-4)。图中的黑白圆球,俗

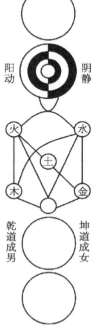

图1-3　周敦颐
太极图

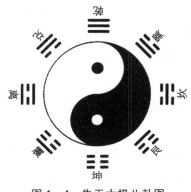

图1-4　先天太极八卦图

称"阴阳鱼"，象征"太极含阴阳"（赵㧑谦语）。在赵㧑谦之后，人们将这圆图简化，又在后天八卦图的中央也加上"阴阳鱼"，遂有了"后天太极八卦图"。先天太极八卦图与后天太极八卦图在清代及近现代广泛流传，尤其是先天太极八卦图，不但是儒家《易》学的符号，而且成为清代、道教的标志。明清以来，人们对这两个图形作过很多解释，有过很多分歧，如果推敲这两个图形的确切含义，恐怕很难用几句话解释清楚。不过有一点是可以肯定的，即它们所象征的是"太极"这一中国传统哲学的最高范畴，以及太极与阴阳、八卦的相互关系。

中医学领域亦是如此。古代医家以自然界水"象"为工具，运用比喻、类比、顿悟等方法，来解释人体经气运行的特点。其将人体经气运行比喻为水流之象，即经气的传导流注似水之从源而起，从涓涓细流，到波澜壮阔，再汇合入海。先哲以拟得的阴阳之象为工具，运用直觉、联想、类推等方法，认识到人体也有阴阳，健康的平人应是阴平阳秘，若阴阳不和，则会生病。阳盛则热，阴盛则寒，重寒则热，重热则寒。凡此种种，不胜枚举。

由此可见，意象思维的思维工具——"象"，既可以是感性直观的物象，又可以是经过思维主题加工后的拟象，故而是融感性与理性、形象与抽象为一体的中国特有的思维方式。

由于意象思维是以"象"为中介，从科学方法论角度看，意象思维是一种创造性思维方法，其有利于认识事物各个方面的联系沟通，在对某种知识认识不足的情况下，意象思维能充分发挥人的主观能动性，启发思想，开阔思路，使人们得以举一反三、触类旁通、由此及彼、灵活多角度地认识事物。这对人们凭借经验领悟自然界，尤其是自然界和社会生活中一些不可言喻的深层意境，具有引导和升华作用。应该说，意象思维的广泛采用，有力地推动了我国古代哲学与科学的发展。

当然，考察前举诸例也不难看出，古人的意象思维方法完全是以自身的生活经验为基础的,其主要是将自身经验外推来实现对自然和社会的认识,故而从科学方法论角度看,这种以象为思维工具的意象思维方法是一种或然性的方法,它并不能保证结论的必然性。合理使用意象思维的一个必要条件是"象"之间确有联系。不过一旦越出了生活经验及其知识所把握的范围,意象思维所得到的知识就无法保证正确或精确,故而有可能陷入含混、模糊、牵强附会乃至神秘的境地。我们简单分析说明。

首先,思维工具的"象"本身是多义的,含有宏观模糊性的特点。我们知道,西方哲学的概念或范畴,其意蕴大都是单一的、固定的。西方人以"单相式概念"作为思维工具,这就意味着,一个概念或范畴所表征的是对象世界的某一方面或某一侧面,它只能蕴涵一种意义。例如"原子"概念反映的是对象事物的构成基质,它的意涵只有构成物质最小的不可分割的粒子的意义。但中国传统的意象思维中的思维工具——"象",却往往有多相的、复杂的、丰富的内容,并具有宏观模糊性的特点。

比如,老子的"道"作为一种拟象,历代学者从不同的角度对之作了规定和解释,赋予它极为复杂的意义。就老子来说,对它的规定也不是单相的,而是多相的,"道"一身而兼多义,其表征性功能也是多重的。"道可道,非常道""道常无名""道者,万物之奥",这是老子对道的一层规定。在这层意义上,它是一个本体论范畴,表征的是天地万物存在变化的依据或原则。道"先天地生"而为"天下母""道生一,一生二,二生三,三生万物",这是老子对道的又一层规定。在此层面上,道又是个实体性范畴,它所表征的是宇宙万物的本原或构成材料,类似西方哲学的"原子"概念。道"周行而不殆,独立而不改""大曰逝,逝曰远,远曰反",在这第三层意义上,道又成为形式范畴,表征的是天地万物存在变化的秩序或规律。而"道常无为而无不为"之"道"的意义更为复杂,它既是自然界的存在状态及其功能的表述,又是对于人的处事、处世原则及人的精神境界的表述,融形式范畴以及客体范畴和主体范畴为一体。可见,由于老子"道"是以"象"呈现,故而有众多含义并带有模糊性。

《周易》中作为思维工具的卦象符号更是如此。不管是阴阳二爻,还是由之排列组合而成的八经卦和六十四别卦,其意蕴没有一个是单相的。阴阳二爻是天地最简化的形象模拟：以阳爻（—）象天，以阴爻（--）象地。但它作为一个极为抽象的符号，其意蕴远不止于此，大凡属于两类不同性质的事物，都是它所表征的范围。《易》卦也是这样。照《周易·说卦》所说，八经卦中的每一个卦体所代表的事物都不是一个，而是一个长长的序列。比如乾卦，其本意是天，其引申义则极为繁复。从内涵上看，乾象阳性或刚健之性，从外延上说，举凡此一类事物都可以囊括其中，如朝廷、君主、君子、阳气等。其他经卦也均有类似的情况。故而六十四卦所蕴含的意义几乎是无穷的，它们蕴含着宇宙中所有事物及其功能、属性、变化、过程等。

其次，在意象思维中，思维主体因运用联想、直觉、体悟等主观性极强的方法，而非遵守严格的逻辑推理方法，故结论不可避免具有主观性和或然性。

比如董仲舒《春秋繁露》运用意象思维直接将人的骨节与日数、月数等相配，指出天有三百六十日，故人有三百六十节；天有四时，故人有四肢；天有日月，故人有耳目；天有山谷起伏，故人有五脏六腑；天有星辰，故人有毛发等，显然是主观牵强的。又如清代顾炎武《历代宅京记》言："汴城卧牛之形，北视黄河为子，而子不敢来害其母。"以牛之象建城，乃是因为牛的五行属土，土能克水，故汴城可免遭黄河之侵犯。这显然也是站不住脚的。因此，运用意象思维所取得的结果，必须通过实践加以检验，否则就有可能得出错误结论而为人所诟病。

二、意象思维的构成

意象思维的构成，概而要之，大抵可分为观物取象、立象尽意和取象比类三个方面。

1. 观物取象　西方认识论认为，现象是个别的、易逝的、表面的，其杂乱无章，没有规律，不过是事物实体和本质的外在表现，完全从属于实体，受本质决定，没有独立意义，故而没有本体论和认识论的实质性价值。但人的认识又必须从感性直观的现象开始，因此认识的任务就在于透过现象去捕捉现象背后的本质和规律。那么如何透过现象呢？必须借助抽象思维才能把握，即通过一定的逻辑法则进行推理演算,获得事物的本质及规律。

然而"现象"并不像西方传统哲学认识论所说的那样,只是被动的附属的存在,没有任何积极价值。刘长林在《中国象科学观》中明确指出,西方科学在认识路径上虽然取得了很大成果,但它有一个不可避免的遗漏,就是"象"。象,是事物在自然本始状态下的呈现。现象是一个过程。从内涵言,现象系事物整体层面(性状、功能等)的直接显现,是事物整体的组成部分。从状态论,现象是事物自然整体联系的错综复杂,其集变易、随机和偶然于一体。现象并非是消极被动的存在,其对事物存在和变化有着积极的能动作用。

观物取象,即思维主体在观察自然界事物的基础上,经选择、提取等思维加工而获得"象"的过程。观物是主体对客体省察、体验的过程,但又不同于通常的认识方法,它不是对事物采取逻辑分析的形式,而是对客体采取仰观俯察、远眺近取的方式,是对事物的总体及其联系进行多角度、多层次、多方位的观察与直观。

以《周易》为例,《周易·系辞下》有言:"古者包牺氏之王天下者,仰则观象于天,俯则观法于地,观鸟兽之文与地之宜,近取诸身,远取诸物,于是始作八卦,以通神明之德,以类万物之情。"观物取象的方式,古人概括为:仰观、俯察、近取诸身、远取诸物。近取诸身是指男女两性的差别,远取诸物是指人类以外的昼夜、寒暑、生死等自然和社会现象。《周易》从人们日常生活中经常接触的自然现象中选取八种东西作为说明世界上其他更多东西的根源。它们是天(乾)、地(坤)、雷(震)、火(离)、风(巽)、泽(兑)、水(坎)、山(艮),在这八种自然物中,天与地是总根源,天地为父母,产生雷、火、风、泽、水、山。而《周易》又从天、地及自然、社会中所有对立、矛盾的两极中,进一步抽象概括出阴爻(--)、阳爻(—)这两个最基本范畴。阴爻和阳爻在形式上看已是象征性的抽象的符号,其凝聚了许多具体实在的东西,是一对具体事物象征性符号。

2. 立象尽意　承前所述,古人认为语言不能准确描述事物精微事理,象才是完整、准确把握事物深层含义的最佳途径,故先哲立象以尽意。"立象"之象,如前所述,可以是直观可感的物象,也可以是经过主体意识加工后的拟象,如《周易》就拟得六十四卦象的来说明和预测万事万物的运动变化,正所谓

"《易》简而天下之理得矣"。圣人通过制定简单明了的"象"（爻象和卦象），可以比较容易地探知世界纷纭繁杂、隐幽深藏的玄妙道理。又如先天太极八卦图，其用阴阳鱼和八卦（象征天、地、雷、风、水、火、山、泽八种自然现象）相合成图，以推测自然和社会的变化。

3. 取象比类　除了立象尽意（用"象"来直接描述事物的精微事理），古人亦善于用"象"来类比说理或类比推理。所谓的取象比类，就是指凭借事物之间"象"的相似性，进行类比说理或类比推理的一种方法。

取象，即观物取象，上文已阐释，此处不再赘述。

再说"比类"。《诗经·螽斯》注云："比者，以彼物比此物也。"《礼记·学记》指出："古之学者，比物丑类。"郑玄注："丑，犹比也。"孔颖达疏曰："言古之学者，比方其事以丑类，谓以同类之事相比方，则事学乃易成。"《周易·系辞上》曰："引而伸之，触类而长之，则天下之能事毕矣。"其"伸之""长之"，触类旁通，通过类似事物之间的比类，得出新知识。《史记·天官书》云："太白，白，比狼；赤，比心。"《广雅·释诂四》曰："类，象也。"《集韵·术韵》指出："类，似也。"《礼记·月令》也有"（仲秋之月）察物色，必比类"的论述，对此孔颖达疏为："已行故事曰比，品物相随曰类。"

《墨子》中有很多关于比类的论述。《墨子·小取》提出"以类取、以类予"，"取"就是从类中抽出已"知"的事物，"予"是推断同类所未知的事物，"类"是取与予的中介。所以墨子非常强调"察类"，《墨子·大取》说："夫辞也类行者也，立辞而不明于其类，则必困矣。"

可见，"类"在墨学中有三种意义：一是相似或类似；二是相同；三是由一法或一理所成的东西都是一类。故而墨子"以类取，以类予"的类比推理方法，也就有三种相应的形式：一是"举相似"，即"譬"。"譬也者，举它物而以明之也。"如说"困兽犹斗，而况人乎"。二是"归类"。即统众而观其所同，或者从不同事物中找出相同的因果关系。如《墨子·兼爱》指出不相爱是乱之原因，就是从不爱父、兄、君，亏人而自利中推导出来的。三是"明类"。就是从某一具体物具有某一性质而推及此类事物都具有这种性质，也即"以类明法"。它建立在类同基础上进行同类相推，即已知甲乙属同类（其真假相同或属性相同），进而由甲真而推知乙真或甲假而推知乙假，也都是由已知之事物而推得未知事物的知识。

除墨子外，名家学派尤善"假物取譬"，所谓"譬"，即是类比方法。惠施就曾以"善譬"而颇负盛名，其提出"以其所知，谕其所不知，而使人知之"①，即类比推理的方法就是用已经知道的东西来说明人们所不知道的东西，从而使人理解明白它。公孙龙亦有"假物取譬，以守白辩"的论述。

中国古人善于用取象比类的方法来认识世界或获得规律。

如《周易·系辞上》曰："圣人有以见天下之赜，而拟诸其形容，象其物宜，是故谓之象。圣人有以见天下之动，而观其会通，以行其典礼，系辞焉以断吉凶，是故谓之爻。"先贤这种"拟诸其形容，象其物宜"的方式，即是取象比类的方式，其通过所取之卦象、爻象，将宇宙万象幽隐难测的天下事理变得简单明晰，故《周易·系辞下》曰："是故易者，象也。象也者，像也。"

除了前文所举诸例，中国传统医学集中体现了取象比类方法的运用。比如用取象比类方法构建藏象理论。中医以五行之象类推五脏的功能作用，其指出，肝象木而曲直，心象火而炎上，脾象土而安静，肺象金而刚决，肾象水而润下。又如用取象比类的方法说明生理、病理现象。《素问·阴阳应象大论篇》曰："地气上为云，天气下为雨，雨出地气，云出天气。"古人将已知的气象类比于人之生理。指出："故清阳出上窍，浊阴出下窍，清阳发腠理，浊阴走五脏。"这里的"清阳"指五谷在胃中腐熟之后的精微物质。"浊阴"指胃肠中的食物残渣。并将"清阳"类比于"天气"，将"浊阴"类比于"地气"，在古人看来利用"天气"和"地气"之变化规律，比较合理地解释了消化生理及体内某些新陈代谢的规律。再如用取象比类的方法来认识疾病。中医重"证"，而"证"就是疾病的"象"。《素问·痿论篇》曰："肺热者色白而毛败，心热者色赤而络脉溢，肝热者色苍而爪枯，脾热者色黄而肉蠕动，肾热者色黑而齿槁。"就是从体表五色和不同器官组织的病象所归属的五行，来诊断五脏疾病。

在中医临床实践中，也常运用取象类比的方法来启发思维，寻找有效的治疗方法。如"提壶揭盖""增水行舟"等方法就是靠取象比类推导出来的。在自然界中，存在着提壶揭盖（开启上孔）而水能下注的"象"，元代医学就据此"象"

---

① 程翔译注.说苑译注[M].北京：北京大学出版社，2009：286.

而推导出提壶揭盖一法,用于治疗一些因肺失宣肃而小便不利之症。河中行舟有赖于一定的河水容量,水浅河枯则舟搁浅而不行,此时推拉诸法均无济于事,需补足水量,舟方可复行,此乃自然之象;而对人体而言,食物残渣在肠道内的传导也有赖于肠道腔内存在着一定的肠液,有些便秘患者用推荡攻下等法只能加重病情,原因就在于肠液枯竭,据此,清代医家援引自然之象,创制了"增水行舟"一法,通过补充肠道一定的液体,以促进那些由于肠液枯竭、精血不足所致的顽固性便秘者恢复正常的排便功能。

三、意象思维的命名辨析

笔者发现,与意象思维有关的思维方式,在各文献资料中的命名不一,较常见的就有意象思维、象思维、取象思维、形象思维、象数思维、取象比类、取类比象等。由于这些概念之间的包含重叠,致使在研究中常常出现概念或逻辑不够清晰的现象。因此,有必要对意象思维相关的概念进行梳理与辨析,以期进一步揭示意象思维的内涵。

1. 关于意象思维、象思维、取象思维的命名辨析　经查询,在相关文献资料中,与意象思维有关的命名尚有"象思维""象数思维""取象思维"等不同的命名称谓。

比如,张岱年[1]、高晨阳[2]、蒙培元[3]、刘长林[4]等以"意象思维"进行命名;王树人[5]、邢玉瑞[6]、王永炎[7]、毛嘉陵[8]等以"象思维"命名;于春海[9]等以"取象思维"命名;程雅君[10]、黄玉燕[11]等则以"象数思维"命名。

① 张岱年.中国思维偏向[M].北京:中国社会科学出版社,1991:62.
② 高晨阳.中国传统思维方式研究[M].济南:山东大学出版社,1994:136.
③ 蒙培元.中国传统哲学思维方式[M].北京:浙江人民出版社,1993:245.
④ 刘长林.中国象科学观:易、道与兵、医[M].北京:社会科学文献出版社,2008:43.
⑤ 王树人.周易的"象思维"及其现代意义[J].周易研究,1998(1):1.
⑥ 邢玉瑞.中医象思维概念[J].中医杂志,2014,55(10):811.
⑦ 王永炎.象思维与中医辨证的相关性[J].自然杂志,2011,33(3):33.
⑧ 毛嘉陵.中医象思维的文化解读[J].医学与哲学(人文社会医学版),2010,31(12):4.
⑨ 于春海.论取象思维方式:易学文化精神及其现代价值讨论之一[J].周易研究,2000(4):76.
⑩ 程雅君.我国传统医学中的象数思维与象数科学[J].西藏研究,2009(3):111.
⑪ 黄玉燕.内经运气学说中的象数思维[J].北京中医药大学学报,2016(6):445.

一般认为，"意象思维""象思维"和"取象思维"内涵所指和本质特点基本一致，但"意象思维"较之于"象思维""象数思维"和"取象思维"，其名义融合，更为恰当。"象数思维"则是"意象思维"的一种外征表现。对此将在后文"象数思维是意象思维的一种外征表现"与"以'意象思维'命名最为妥帖"两段中对此进行分析，此处不作赘述。

2. "取象比类"是意象思维的具体运用形式　有学者认为，"取象比类"是指运用具体的物象及其象征性符号，依靠比喻、象征、联想、推类方法进行的一种思维方式。取象比类的方式，大致可以概括为观物取象、据象类比、据象类推和据象比附的几个层次①。由此可知，"取象比类"就是意象思维，或者说，意象思维这一思维方式的具体表现形式即是取象比类。

至于"取类比象"，也是中医学术界一直沿用的概念。经文献查询，"取类比象"与"取象比类"其实是同一种思维方式。但用"取象比类"似乎更为恰当合宜。

这是因为"取象比类"更符合思维活动的发展顺序。人的认识活动一般是通过捕获现象开始的，即从获得的感性材料（取象）开始，然后进行抽象处理（比类），最后上升到理性认识这个更高的层面。《素问》中"著至教论篇""示从容论篇""疏五过论篇""征四失论篇"中数十次提到"比类"一词，而考察一切临床思维活动，也莫不从搜索症状开始，即所谓的"取象"，再经过理性思维而得出辨证结果，确定治则治法，此即所谓的"比类"。因此不难看出，"取象"在前，而后"比类"。

3. 象数思维是意象思维的一种外征表现　象数的含义有二：一是指象数符号系统，二是指象数所代表的对象事物。就符号系统而言，"象"指八经卦和六十四重卦的卦象；"数"指爻的奇偶及其位置或位次的变化②。《周易·系辞上》曰："参伍以变，错综其数，通其变，遂成天地之交；极其数，遂定天下之象。"可见，极数的目的不在于计算，而是为了描"象"和释"象"。先哲认为，要了解事物的"象"，就必须要用"数"来进行推理和演算，或者说，象要

①　邢玉瑞.黄帝内经理论与方法论[M].西安：陕西科学技术出版社,2004：191-194.
②　高亨.周易大传今注[M].济南：齐鲁书社,1979：14.

通过"数"来表示。《周易·系辞上》说:"天一地二,天三地四,天五地六,天七地八,天九地十。天数五,地数五,五位相得而各有合。天数二十有五,地数三十,凡天地之数,五十有五,以所以成变化而行鬼神也。"可见,这里的数不仅有量的含义,而且是象的一种符号。正如《素问·五运行大论篇》所言:"天地阴阳者,不以数推,以象之谓也。"在中医看来,对人类养生保健,要"法于阴阳,和于术数",要按照数的规律和数的方法去做。总体来看,中医学是用数而非定量,用图象而非几何的特殊的数学方法,这就是"以数取象"的象数方法。

由此可见,象数思维就是通过观测天体运行之"象"及生物生长壮老之"象",归纳概括出两者互动之"数"(规律),即"以物测象,以象运数"。

故而,就意象思维与象数思维的关联而论,张岱年的"古代象数学可以说是意象思维神秘化的表现"①这一观点,无疑是最为贴切的。张氏指出,意象思维除了"言不尽意""得意忘言"等表现形式之外,还通过图形和数学符号表现出来,所谓《周易》八卦先天图、后天图、洛书图、六十四卦方位图、圆图、方图、太极图、无极图等,都是用数学符号组成的图象来表现思维的。可以说,象数思维是意象思维外征的一种表现①。

4. 意象思维是形象思维高级阶段　所谓形象思维,是指在感性认识材料的基础上,凭借直观形象进行的思维。目前理论界一般认为形象思维有三点特征:一是形象思维自始至终不能脱离具体的形象(或感性材料);二是想象(包括联想和幻想)在形象思维活动中具有突出的意义;三是形象思维始终伴随着强烈的感情活动。

从思维的过程而言,形象思维凭借形象,通过由浅入深一级级的选择与提炼,不断把形象深化与丰富,直至形成丰满的、立体的、统一的典型形象,从而反映出对象的本质。

与之相对的抽象思维则是凭借概念、判断、推理等逻辑形式进行的思维。蔡仪主编的《文学概论》指出:"抽象思维是以抽象的概念进行的思维,而形象

---

① 张岱年.中国思维偏向[M].北京:中国社会科学出版社,1991:27.

思维则是以具体形象进行思维的。"①如果说抽象思维是线性的，一步步推导的，例如解一道数学题，写一篇论文，都是如此；形象思维却是面性的，多维的，整体显示的，如画一幅画，塑一尊像，便是如此。

（1）意象思维与形象思维的联系：意象思维与形象思维不无联系，形象思维和意象思维的思维工具都是"象"，只不过形象思维借助的是具体生动的形象，但意象思维是形象思维的进一步发展，其不仅可以是生动具体的形象，还可以是经过思维主体加工后的抽象之象，比如阴阳之象就是古人在仰观俯察自然界具体形象或现象之后拟得的抽象之象。或者说，从形象到意象，是思维渐次上升、抽象的过程。

（2）意象思维与形象思维的区别：形象思维中的形象，是具体的、直观可感的。其有形有态、可视可听、可触可感。如文学艺术领域所塑造的经典人物形象，其音容相貌如在眼前，其身形体态栩栩如生，其性格气质呼之欲出。而"意象"，一方面可以包含"形象"的意义，另一方面又表示某种抽象与概括，同时也包含通过主体联想所丰富的新的意涵，即所谓"得意忘象"，如阴阳之象、八卦之象、太极之象等。意象思维可以说是抽象思维与形象思维的水乳交融后而形成的一种更高级的思维方式。

5. 意象思维与直觉思维侧重不同　所谓直觉思维，是指一种不需经过逻辑分析而直接获得事物本质的思维过程，是一种以感性经验为基础对客观对象进行直观体悟的认知方式，其具有既感性、又理性却又超感性、超理性的特点。

直觉思维通常具有两个基本特点：一是非逻辑性和下意识性，即不受已有理论框架和逻辑规则的束缚，常常出现在人的意识活动的边缘；二是突发性和偶然性，即出现迅速，过程短暂，难以事先预料。

就直觉思维的具体形式而言，又可分为直觉、灵感和想象三种具体形式。直觉表现为对事物本质的一种极为敏锐的深入洞察，也就是对所探求问题答案的"一眼看穿"；灵感表现为人们对长期探索而未能解决的问题的一种突然性领悟，也就是对问题百思不得其解时的一种"茅塞顿开"；想象则表现为对记

---

① 蔡仪.文学概论[M].北京：人民文学出版社,1979：232.

忆中已有表象的一种创造性加工和改造。

直觉思维在中国传统哲学中有较高程度的发展，为中国古代先哲们所推崇。如道家提倡以"致虚极，守静笃""心斋""坐忘"等体悟的方式直接获得"道"的奥妙；儒家尤其是宋明理学强调通过内省、致良知等达到大彻大悟、与理融通、知行合一的理想境界；佛家禅宗更是强调"不立文字""直指人性""见性成佛"的顿悟法，而使人心与佛理冥合，以此到达真理的彼岸。

西方哲学家和许多自然科学家同样对直觉深信不疑。如哲学家斯宾诺莎主张直觉高于感官经验和逻辑推理。爱因斯坦认为，物理学家发现科学的基本定律，有时并非靠逻辑的道路，而是"通过以经验理解为依据的直觉，获得了这些定律"①。钱学森指出，光靠形象思维和抽象思维不能进行创造和突破，要创造突破得有灵感，而灵感出现于大脑高度激发状态，高潮为时短暂，瞬息即过②。所谓"灵感"，即是指直觉思维。

（1）意象思维与直觉思维的联系：意象思维与直觉思维在"意会"和"体悟"方面有着相通之处。这两种思维方式都具有直接性、整体性的特征，因而其在认知过程中具有简易、明了、信息量大的特点。此外，两者都注重非理性因素在认识过程中的作用，如情志、经验、心智、潜意识等的作用。

（2）意象思维与直觉思维的区别：两者的思维侧重点不同。意象思维侧重于思维工具（即物象、卦象、模型等），而直觉思维则侧重于思维主体（即人）的瞬时功能。

6. 以"意象思维"命名最为妥帖　我们认为，以"意象思维"命名最为妥帖。

（1）用"象思维"命名，不符合组词规范且容易造成概念混淆。首先，直接将"象"与"思维"搭配组成一种思维方式不符合组词规范。一种思维方式之所以存在，必须有主体的参与，即体现主体的认识活动。从这个角度上讲，整体思维、逻辑思维、线性思维等思维方式命名都符合主体参与的特点，故而组词

---

① 许良英.爱因斯坦文集［M］.北京：商务印书馆，1976：102.
② 钱学森.关于形象思维问题的一封信［J］.中国社会科学，1980（6）：66.

规范。而以"象思维"命名，则无法体现主体的认识活动。"意象思维"命名则体现出来认识活动的参与，故而更恰当、更规范。此外，有学者指出，"象思维"容易被误解为抽象思维、形象思维等，由此造成研究的偏颇①。诸多文献资料中用"象思维"来表述，究其原因，可能受《周易》的影响。事实上，《周易》"象"论，已蕴含"意象"之义。蒙培元指出②，《周易》成书时期正处于自发的意象思维方式阶段。大抵晋之前，用来表述抽象观念的意象被称为"象"，晋以后则被明确称为"意象"。

（2）用"意象思维"突出了思维主体的能动性与重要性。《周易》有"立象尽意"之说。当代著名哲学家张岱年曾强调："一切的语言和符号只是表达意义的工具，它们起的是桥梁作用，思维的真正目的在'得意'。"③从这个角度说，不管是意象思维、象思维，还是取象思维，其最终目的是获得"象"（思维工具）背后的真正意蕴，而"意象思维"中的"意"一词，恰恰反映出这一思维方式中思维主体的能动性和重要性。

（3）用"意象思维"之名，可以与常见的思维方式命名原则保持整体一致。反观其他常见思维方式的命名，如直觉思维、抽象思维、形象思维、辩证思维等，其中的"直觉""抽象""形象""辩证"等用词，都是从思维主体的角度出发，且均为两字结构。可见用"意象思维"命名，可以与常见的思维方式命名原则保持整体一致。

鉴于上述的分析，可以认为，用"意象思维"这一命名取代"象思维""象数思维""取象思维""取象比类"等相关的命名称谓，有助于对中医的思维方式命名的统一规范。

第三节　意象思维的衍化

意象思维作为中华民族传统的思维方式之一，有深厚的古代文化渊源，有

---

① 魏玉龙.具象思维的形成、发展和研究[J].中医学报，2009，24(6)：18.
② 蒙培元.中国传统哲学思维方式[M].杭州：浙江人民出版社，1993：305.
③ 张岱年.中国思维偏向[M].北京：中国社会科学出版社，1991：26.

必要从中国传统文化入手,尤其是聚焦于先秦、两汉时期的古典文献,结合相关文献研究,对意象思维的衍化过程进行梳理,厘清其发生、发展至成熟的历史脉络,揭示其深刻内涵。这对于中医学理的研究具有重要的理论和现实意义。

一、龟,象也——意象思维的雏形

除人类共有的原始思维之外,中国特有的龟卜文化孕育了中国传统的意象思维方式。

在早期的宗教活动中,古人通常是从对"象"的解读中知晓上天的旨意,预测人事的发展,这使"象"成为人们认识事物的重要依据。正如《左传·僖公十五年》所说的"龟,象也"。

当代文化学者汪裕雄[①]指出,龟卜的程序大体如此:殷王有疑而待决之事,乃使巫者占卜以获神意。卜者先灼烧龟甲得兆,后将兆痕进行类比,拟为某种自然物象,如《尚书·洪范》云:"乃命卜筮。曰雨,曰霁,曰蒙,曰驿,曰克……"即是指下雨、雨后初晴、雾气蒙蒙、时隐时现的云气、两军交战等自然物象。拟得自然物象之后,通过对这些象的解读,最后判断吉凶和预测未来。汪裕雄指出龟兆占卜的基本结构,至少可包含三个层级,如表 1-2 所示:

表 1-2　龟卜占象的三个层级

龟卜占象	第一层级:龟甲兆痕(客观的物理之象) ↓ 第二层级:自然物象(通过人为类比获得) ↓ 第三层级:判断吉凶(通过人的思考推理)

如上表所示,在龟卜占象中,龟兆先是通过人为的类比被归结为某种自然物象,然后借助人主观的思考推理,最后才具有预示吉凶的意义。可见,在龟

---

① 汪裕雄.意象探源[M].合肥:安徽教育出版社,1996:40.

卜占象这一过程中,既有客观的物理之象,又有主观的类比推理。这说明,在龟象的解码过程中,人为的精神或思维活动(意念)始终占有一席之地。这种半自然、半人为的文化基因正是意象思维孕育的土壤。

二、《尚书》——五行拟象的拓展演绎

《尚书·甘誓》中有"有扈氏,威侮五行,怠弃三正"①之论。意为"有扈氏"的行为,侮辱了五行,怠惰弃废了人间正道。这里的五行,学界有认为是指木、火、金、土、水,也有学家认为是五种德行(仁、义、礼、智、信),至今难于定论。《尚书·洪范》篇对"五行"有较为系统的描述。

《尚书·洪范》载:"五行,一曰水,二曰火,三曰木,四曰金,五曰土。水曰润下,火曰炎上,木曰曲直,金曰从革,土爰稼穑。润下作咸,炎上作苦,曲直作酸,从革作辛,稼穑作甘。"

这段话含义有三:第一,明确指出五行乃木、火、土、金、水。第二,描述了五行各自的特点。水有润下的特点,火有炎上的特点,木有曲直的特点,金能变革,土能种植庄稼。第三,五行对应五味。水对应咸味,木对应酸味,火对应苦味,金对应辛味,土对应甘味。

随着认识的发展深入,殷商时期原本朴素的"五行思想"渐被抽象化,"五行"由五种具体物质演变为"五种特性"。即凡具有滋润、向下之性的皆可用"水"比拟之。凡具有炎热、趋上之性的皆可用"火"比拟之;凡具有曲直、伸展之性的皆可用"木"比拟之;凡具有能柔能刚、变革、肃杀之性的皆可用"金"比拟之;凡具有生化、承载、收纳之性的皆可用"土"比拟之。这样就有了据象归类的雏形。

此外,五行不仅与五味相对应,还与五方、五色、五德、五声、四时、五脏、天干等相对应。通过五行行列,万物之间可以相互联系、相互依存。如水属北方,其色黑,则北方与黑色联系起来。由此,根据五行学说,世间所有的事物均可按其象分成五大类。如表1-3所示:

---

① 冀昀.尚书[M].北京:线装书局,2007:50.

表 1 - 3　五行学说

五行	五色	五声	五味	五方	四时	五脏	五德	天干
木	青	角	酸	东	春	肝	仁	甲乙
火	赤	徵	苦	南	夏	心	义	丙丁
土	黄	宫	甘	中央	长夏	脾	信	戊己
金	白	商	辛	西	秋	肺	礼	庚辛
水	黑	羽	咸	北	冬	肾	智	壬癸

　　据此可见,古人实际上是抓住五行与其他事物之间"象"的相似性进行分类,以此划分世界。以五行与方位、颜色、季节的相配为例,春秋时期人普遍认为木配东方配青色、火配南方配赤色、土配中央配黄色、金配西方配白色、水配北方配黑色,后来战国人又将春夏秋冬与木火金水相配。这套理论看似神秘,其实不然。五行学说与古人所处的气候地理环境密切相关。在北温带土地上,春天多东风,草木复苏,给人以"木"和"青"的感觉,因此"木"代表东方,象征春天,为青色;夏天多吹南风,烈日当头,给人以"火"和"赤"的感觉,因此"火"代表南方,象征夏天,为赤色;秋天多吹西风,秋高气爽,草木肃杀,给人以"金"和"白"的感觉,因此"金"代表西方,象征秋天,为白色;冬天多吹北风,冰霜寒冻,昼短夜长,给人以"水"和"黑"的感觉,因此"水"代表北方,象征冬天,为黑色;而中央属土,黄色则代表了古人对古代都城所在地(陕西与河南)的土壤颜色。

　　需要补充的是,诸子五行之论,不限于《尚书》。春秋至战国时期,五行学说更加丰富并趋于完善。除了五行分类思想,五行相生相克的观点亦在当时的文献中出现。如《管子·五行》以气象(甲子、丙子、戊子、庚子、壬子)来推五行(木、火、土、金、水)的相互滋生。《左传·昭公三十一年》载有"火胜金,故弗克"[①]之论。《左传·哀公九年》又有"水胜火,伐姜则可"[②]之述。至战国邹衍,其以分类配位的方法将五行观念进一步系统化,并已有五行生克制化理论的萌芽,使之成为更趋完善的理论模式。

---

① 冀昀.左传[M].北京:线装书局,2007:602.
② 冀昀.左传[M].北京:线装书局,2007:705.

三、《周易》——类比推理的卦象体系

《周易》以"意象"为核心,提出了系统化的类比推理方法。主要体现在以下两个方面。

1.《周易》提出三级结构的"象"的符号模型,并据"象"归类,整体划分世界①　第一级是作为初始符号的阴爻－－和阳爻—。阴阳两爻分别象征阴阳(乾坤)两气。阴阳两气指代相互关联的而其性质或功能相反的两类事物。阴阳二气流转不停,生生不息,化育并支配着世界万物的生命运动。因每一事物又由阴阳二气交合衍生,故而都秉持阴阳两气。而其阴阳属性,又会因所处事物间地位的不同而变动,如秋令对于冬令而言属阳,然秋令对于夏令而言属阴,如此等等。

第二级是由初始符号(阴阳两爻)按三个爻一组的原则构成的八经卦(八卦)。这八个卦象为乾(☰)、坤(☷)、坎(☵)、离(☲)、震(☳)、巽(☴)、艮(☶)、兑(☱),它们分别代表天、地、水、火、雷、风、山、泽八种自然物象,以及这八种自然物衍化出来的八种功能性态(八类"象")。

现根据《周易·说卦》中八卦所示之象,笔者以表1-4、表1-5作演示:

表1-4　八卦所示之象(一)

八卦	八卦所示之象(一)			
乾卦	天	健	马	首	天
坤卦	地	顺	牛	腹	地
坎卦	水	陷	豚	耳	中男
离卦	火	丽	雉	目	中女
震卦	雷	动	龙	足	长男
巽卦	风	入	鸡	股	长女
艮卦	山	止	狗	手	少男
兑卦	泽	说(悦)	羊	口	少女

---

① 刘长林.中国系统思维[M].北京:社会科学文献出版社,2008:64.

表 1-5　八卦所示之象(二)

八卦	八卦所示之象(二)
乾卦	圜、君、父、玉、金、寒、冰、大赤、良马、老马、瘠马、木果等
坤卦	母、布、釜、吝啬、均、母牛、文、民众、黑地等
坎卦	月、沟渎、隐伏、赤、美脊马等
离卦	日、电、戈兵、龟、蟹、蚌等
震卦	长子、大涂、决躁、玄黄、善鸣马等
巽卦	木、绳直、长、高、不果、臭、白色等
艮卦	径路、小石、门阙等
兑卦	巫、口舌、毁折、妾等

　　第三级是由八卦中的两个经卦相重而成的六十四重卦。六十四个重卦象征 64 种事类,蕴含着 64 种意义。六十四重卦与八经卦之间的关系,遵循同一个原理,即每一重卦的本义,均出自上、下经卦之间关系。以需卦(☵☰)为例。从卦象看,需卦的下卦为乾卦,为刚健之体,其势必进。但其上卦为坎卦,主险与陷,故此卦象寓意要等待时机。这种等待不是消极的,而是积极的。犹如闲居隆中的诸葛亮,其等待乃是不妄动,是待时机成熟发挥其用武之地。

　　可见,《周易》通过三级结构的"象"的符号模式,即依据事物所表现出来的"象"(品态、性能),将天地万物作分类。可以说,这种分类较先前的"五性"(根据事物物种的自然属性)分类,更为系统化和规范化。

　　2.《周易》运用意象思维进行类比推理,得出自然和人世规律　一是据象类推吉凶。如《左传·昭公元年》云:"晋侯求医于秦,秦伯使医和视之,曰,疾不可为也,是谓近女室,疾如蛊……赵孟曰,何谓蛊? 对曰,淫溺惑乱之所生也。于文,皿虫为蛊;谷之飞亦为蛊;在《周易》,女惑男、风落山,谓之蛊,皆同物也。"此处"蛊"(☶☴)是卦象(六十四卦之一)。秦医和直接援蛊的卦象,来类比晋侯的病根在于近女色,且病情已不能控制。蛊卦是由八卦"艮"(上部)和八卦"巽"(下部)组成,如表 1-4 所示,"艮"卦可示少男,"巽"卦可示长女,由此可联想得到其象乃为"女惑男"(长女诱惑少男);"艮"亦可为山,"巽"亦可为风,由此而联想其象为"风落山"(风吹落山木)。此皆为凶兆。医和直接援用《周易》的卦象类比晋侯之疾已无药可救。

　　二是据辞类推吉凶。如乾卦的爻辞有"潜龙勿用""见龙在田""或跃在渊"

"飞龙在天""亢龙有悔""群龙无首"等论述,《周易》通过对乾卦的解读,阐述世人一个规律:任何事物都有一个隐伏、初生、成长、茁壮、鼎盛,然后由盛而衰、由盈而亏、复归原始的变易过程。引申到人世方面,可以得到这样一个启示:那就是要把握时机,善知进退。当力量弱小时,应隐忍待机,不可妄动。当羽翼未丰时,应兢兢业业,保持警惕。在成长时,应奋发自强,同时戒骄戒躁,谨慎处事。当机会来临时,应大展拳脚,施展抱负。当久居高位、力有不及时,应居安思危,该退则退。

三是象辞结合推理吉凶。《国语·晋语四》记载:"董因迎公于河,公问焉,曰,吾其济乎?对曰,臣筮之,得泰之八,曰,是谓天地配,亨,小往大来。今及之矣,何不济之有?"这里是说,晋国公子重耳准备从秦国返回本国夺取政权,董因在黄河边迎接他,并为他演算了一卦,得泰卦。董因便依据泰卦(☷☰)的卦象进行解说,认为此卦乾下坤上,乾为天,坤为地,意谓天气在上升,地气在下降,天地之气相交运化,此乃是万物亨通之安泰景象。接着他又据泰卦的卦辞"亨,小往大来",说明交往中可以有大的收益。从而推断重耳受排挤迫害的流亡时代已经过去,现万事亨通,其施展抱负的时代已经到来。董因在这里是将卦象与卦辞结合起来,以此判断吉凶祸福。

四、《老子》——以象释道的意蕴领悟

"道可道,非常道。"由于作为最高理念的"道"的运行所显示出的精微玄理,仅凭借语词和概念(言与名)是难以详尽表达的,因此,《老子》一书实质上是把"道"作为各种各样的"象"来加以描述的,并通过这些"象"所透露出的意蕴来领悟"道"的深刻内涵。

1. 道为玄奥之象　老子对"道"有诸多描述,如:"玄之又玄,众妙之门。"[1]又如:"道冲,而用之或不盈。渊兮,似万物之宗……湛兮,似或存。"[2]再如:"道之为物,唯恍唯惚。惚兮恍兮,其中有象;恍兮惚兮,其中有物。"[3]

事实上,"玄""冲""渊""湛""惚""恍"都是从不同角度透露出道的意蕴内

---

① 李耳.老子[M].北京:中国华侨出版社,2002:3.
② 李耳.老子[M].北京:中国华侨出版社,2002:9.
③ 李耳.老子[M].北京:中国华侨出版社,2002:47.

涵。"玄"为"道"之根本特征。《说文·玄部》释"玄"字为"幽远也"。这说明，道是幽邃而神秘模糊之"象"。"冲"乃是"道生"的动态之象。正如老子在阐发宇宙的动态生成时说："道生一，一生二，二生三，三生万物。万物负阴而抱阳，冲气以为和。"这里的冲，即道交冲、激荡之象。"渊"字说明道冲的过程（阴阳二气交冲而达到和谐之象），乃是万物产生之渊源。"湛"在《说文·水部》中的解释是："湛，没也。"沉于水而不见曰没，故而作为道象的"湛"，呈现的是一种沉寂之象，且沉寂得似有若无。至于"恍惚"，清代魏源《老子本义》将这种"恍惚"境界称为"心融神化，与道为一"的"众妙之门"。

2. 道为水象　老子援水之"象"阐释"道"的另一深邃内涵，"上善若水，水善利万物而不争。处众人之所恶，故几于道"①。"天下莫柔弱于水，而攻坚强者莫之能胜"②。可见，上善之道可以从"水"象中去领会，因为水象所透露的核心内涵，就是道的一种本性。

3. "大象"即道　对于"大象"与"象"的关系，老子特别指明"大象"在恍惚之中又"有物""有象"。王弼《老子指略》对此解释道："故象而形者，非大象也……然而，四象不形，则大象无以畅。"王弼在这里阐释了"象"和"大象"的关系。可见有形之象不是"万物之宗"的"大象"（道），"大象"乃是"道"或"道"的精神本体；有形之象是"道"显现出的具体某一方面，或者说，"大象"（道）需通过有形之象的东西加以体现。因"大象"即是"道"，故而老子发出"执大象，天下往，往而无害，安平太"③的感慨。

如上可见，《老子》认为，道是难以用语言和概念穷尽表达（语言和概念有其局限性），唯有象才可"尽意"，因而须以象为载体，由这些"象"所透露出的意蕴来体悟道。

五、《庄子》——象以筑境的深刻内涵

庄子发展了老子的"道"，"道"在庄子笔下，更加多彩纷呈，更加具体深化。

①　李耳.老子[M].北京：中国华侨出版社，2002：16.
②　李耳.老子[M].北京：中国华侨出版社，2002：162.
③　李耳.老子[M].北京：中国华侨出版社，2002：76.

事实上，庄子是通过"象以筑境"来"喻道""弘道"的。

1. 象以筑境　庄子运用意象思维所塑造的许多典型形象，成为表现中国哲学深邃意蕴的独特形式。在《逍遥游》一文中，庄子开篇就描述了鲲鹏之"象"。"北冥有鱼，其名为鲲。鲲之大，不知其几千里也。化而为鸟，其名为鹏。鹏之背，不知其几千里也，怒而飞，其翼若垂天之云。"众所周知，作为寓言，鲲鹏实乃虚构之物象，不仅如此，整个寓言所描述的其他象（如蜩、学鸠、宋荣子、列子、北冥、南冥、惠子眼中大而无用的"大瓠"以及"无何有之乡，广莫之野"的"大樗"等）也都是虚构的情境。然鲲鹏之"象"和寓言中的其他象却一直镌刻于后世人之心中，成为 2 000 多年来经典不朽的文学之"象"和哲学之"象"。庄子笔下诸"象"拥有经久不衰的生命活力的原因，乃是因为通过这些"象"，人们可达到通往"道"的境域，悟得"道"的深意。也就是说，庄子通过"象以筑境"，让人在反复体悟中获得深邃的道的意境。

2. 象以载道　庄子认为宇宙万物的本原是道，其运化顺序为大道——精气（精神）——形象（物），即道产生精气，精气产生世间万千形象。《庄子·知北游》曰："昭昭生于冥冥，有伦生于无形，精神生于道，形本生于精，而万物以形相生。"正是由于可以从具体的有形之象中体察道的存在，故而庄子说，道可以"在蝼蚁、在稊稗、在瓦甓、在屎溺"[1]。可见，庄子认为，通过有形之象是可以观道、悟道的，但由于道是无形无状之"无"，故而观道之时，必须顺应宇宙化生程序，逆向而行，即从观察具体的有形之象开始，尽其中之意，由此突破其形体局限而达到精（气），完成认识的第一次超越；然后通过人之精气与物之精气的交感相应，去契合那无形无状的玄妙之道，由此实现认识的第二次超越。

六、《墨子》——同类相推的逻辑阐释

《墨子·小取》曰："辟也者，举也，物而以明之也。"辟同"譬"，即是一种用他物来比喻论证或类比推理的方法。

比如，墨子用染丝来譬喻环境对人的影响："染于苍则苍，染于黄则黄。"

---

① 冀昀.庄子[M].北京：线装书局，2007：246.

"国亦有染。""所染当,故王天下,立为天子,功名蔽天地;所染不当,故国残身死,为天下僇。"

《墨子·小取》还提到了类比推理的方法。其曰:"援也者,曰,子然,我奚独不可以然也?""援",即援引 A 事物与 B 事物类比。A 与 B 有相同之处,因此若 A 具有某种属性,则 B 也可能具有。据此,其认为,人依靠类比推理,可以"以往知来,以见知隐"。

当然,墨子亦强调,两物相比,须满足"以类行",即同类相推,异类不比。墨子所说的同类,不要求事物在各方面全同,只要在所比之点相同就是同类。如《墨子·大取》云:"长人之与短人也同,其貌同者也,故同。指之人也与首之人也异,人之体非一貌者也,故异。"墨子举例说,高个子与矮个子是同类,因其都属于体貌。人的手指与人的头则是不同类的,因为两者不是一个形貌。

《墨子·迎敌祠》即是同类相推之典例。墨子直接依据五行归类理论,推出迎敌前的各种祭祀规则。如:"敌以东方来,迎之东坛……青旗,青神长八尺者八,弩八,八发而止;将服必青,其牲以鸡。敌以南方来,迎之南坛……赤旗、赤神长七尺者七,弩七,七发而止;将服必赤,其牲以狗。"很显然,之所以用这样的方式迎敌和祭祀,就是因为东方、青色、鸡在五行体系中是属于同一类的,而南方、赤色、狗又属于另外一类。

七、《荀子》——对类概念的理性认识

荀子充实了墨子关于"类"的概念思想。

首先,他肯定知"类"的重要性,指出君子应该"知则明通而类"。君子知类才能正确进行推理。他认为,孔子等大儒之可贵,就在于大儒能"知通统类"[①]。大儒、圣人"以类行杂,以一行万"[②],而能"听断以类,明振毫末"[③]。

那么,究竟什么是"类"? 荀子根据五官能感之"象"将事物归类,进而确立"类"的概念。《荀子·正名》曰:"凡同类同情者,其天官之意物也同。"意为,凡

① 安继民译注.荀子[M].郑州:中州古籍出版社,2006:103.
② 安继民译注.荀子[M].郑州:中州古籍出版社,2006:118.
③ 安继民译注.荀子[M].郑州:中州古籍出版社,2006:115.

是同类有相同情感的人,凭借与生俱来的感官,可以辨别体会事物的"类"(相同或相似之处)。他指出:"形体、色、理,以目异;声音清浊,调竽奇声以耳异;甘、苦、咸、淡、辛、酸、奇味以口异;香、臭、芬、郁、腥、臊、洒、酸、奇臭以鼻异……说、故、喜、怒、哀、乐、爱、恶、欲以心异。"①可见,眼、耳、口、鼻、心等感觉器官都有各自不同的感受对象,故可据此将事物分类。

由此,荀子进一步指出事物之间的关系就是"物各从其类"。《荀子·劝学》曰:"物类之起,必有所始。荣辱之来,必象其德。肉腐出虫,鱼枯生蠹。怠慢忘身,祸灾乃作。强自取柱,柔自取束。邪秽在身,怨之所构。施薪若一,火就燥也,平地若一,水就湿也。草木畴生,禽兽群焉,物各从其类也。"这段话的意思是,各类事物的发生,必然有它的起因。荣辱的来临,必然同他的品行一致。肉腐烂会生蛆,鱼发臭要生虫。怠慢而忘记自身,灾祸便发生。强硬的东西容易自己折断,柔弱的东西容易自己束缚。邪恶肮脏之所以会存在于自身,是怨恨集结所造成的。火总是向干燥柴草烧去,水总是向低湿处流去。草木总是按类生长,鸟兽总是成群活动,万物各自依存其同类。可见,荀子在对自然界大量"象"的观察基础上,得出凡一种事物的兴起,必定有其根源。故而,荀子肯定"类"乃是事物的本质,事物的同异正是由于"类"的不同,各种事物服从于它们各自的规律,即"物各从其类也"。

八、《吕氏春秋》——天人合一的实际运用

《吕氏春秋》,又名《吕览》,是战国后期秦国庄襄王、秦始皇时的丞相吕不韦集合门客集体写作而成的,是一本总结百家争鸣成果的代表著作。

《吕氏春秋》在吸收先秦意象思维理论的基础上,以阴阳五行、五德终始说为骨骼,支撑起天、地、人合一的模式,提出天人合一(宇宙一体化)理论。

《吕氏春秋·应同》云:"类固相召,气同则合,声比则应。鼓宫而宫动,鼓角而角动,平地注水,水流湿,均薪施火,火就燥。山云草莽,水云鱼鳞,旱云烟火,雨云水波,无不皆类其所生以示人。"吕氏指出,物类相同的就互相召引,气

---

① 安继民译注.荀子[M].郑州:中州古籍出版社,2006:363.

味相同的就互相投合,声音相同的就互相响应。敲击宫音,宫音就随之振动;敲击角音,角音就随之振动。在同样平的地面上溜水,水先向潮湿的地方流;在铺放均匀的柴草上点火,火先向干燥的地方燃烧。山上的云呈现草莽的形状,水上的云呈上鱼鳞的形状,干旱时的云就像燃烧的烟火,阴雨时的云就像荡漾的水波。这些都无不依赖它们赖以生成的东西来显示给人们。可见,同类事物间的关系,具体而言,就表现在同类相应、同类相从、同类相召、同类相动、同类相感、同类相合等方面。

据此,运用意象思维,吕氏以五行为总原则,按照四时五方的顺序,将各种自然事物和人事活动进行分类、配属和说明。如《吕氏春秋·孟春》云:"孟春之月,日在营室,昏参中,旦尾中。其日甲乙。其帝太皞,其神句芒,其虫鳞,其音角,律中太蔟,其数八,其味酸,其臭膻,其祀户,祭先脾。东风解冻,蛰虫始振,鱼上冰,獭祭鱼,候雁北。"其意为,孟春这个月:太阳在白天运行到营室位置,傍晚参宿在中天(正南方),早晨尾宿在中天。这个月以甲乙日为主日,主这个月的天帝是太皞,天神是句芒,动物则以鳞类为主,音以五音中的角音为主,候气律管则应着六律中的太蔟,以八为成数,味道以酸为主,气味则以膻为主。以户神为祭祀对象,祭品以脾为上。东风把冰冻化开,虫子开始振动翅膀,冰下过冬的鱼儿开始往水面上游动,水獭把鱼陈列如祭,大雁北归。可见,自然界的事物和人世间的活动都有其分类和配属。

此外,吕氏认为,自然界和人世间的一切,均可随四时五方的运转而发展变化,相互关联。例如,其在《吕氏春秋·贵信》指出:"天行不信,不能成岁。地行不信,草木不大。春之德风,风不信,其华不盛,华不盛,则果实不生。夏之德暑,暑不信,其土不肥,土不肥,则长遂不精。秋之德雨,雨不信,其谷不坚,谷不坚,则五种不成。冬之德寒,寒不信,其地不刚,地不刚,则冻闭不开。"意为,天的运行如果不遵循规律,就不能形成岁时;地的运行如果不遵循规律,草木就不能长大。春天的特征是风,风不能按时到来,花就不能盛开,花不能盛开,那么果实就不能生长。夏天的特征是炎热,炎热不能按时到来,土地就不肥沃,土地不肥沃,那么植物生长成熟的情况就不好。秋天的特征是雨,雨不能按时降下,谷粒就不坚实饱满。谷粒不坚实饱满,那么五谷就不能成熟。冬天的特征是寒冷,寒冷不能按时到来,地冻得就不坚固,地冻得不坚固,那就不能冻开裂缝。

可见，自然界事物之间始终相互联系与制约之中。人也不例外，"人之于天地也同，万物之形虽异，其情一体也"①。即自然界、人体和人事虽异形殊类，但有统一的法则和规律，其与宇宙相合而成为一个整体，即所谓的"天人合一"。

基于天人合一之思想，吕氏进一步提出天人感应的思想。《吕氏春秋·精通》云："德也者，万民之宰也。月也者，群阴之本也。月望则蚌蛤实，群阴盈；月晦则蚌蛤虚，群阴亏。夫月形乎天，而群阴化乎渊，圣人行德乎己，而四荒咸饬乎仁。"此处"群阴"指蚌蛤肉。其指出，月亮是蚌蛤肉生长的重要因素。月亮圆满时，水中的蚌蛤充实，蚌蛤肉肥满；月亮晦暗时，蚌蛤空瘪，其肉瘦缺。这正是月亮和蚌蛤的同类感应，此自然界规律应之于人世，亦是如此，故而圣人行德则万民为仁。

九、《春秋繁露》——天人感应的整体思想

董仲舒在吸收前人思想的基础上，依据阴阳五行、同类相应的思想，建立了以天人感应（天人相应）为核心的系统模型。董仲舒的天人思想是将天地人看作一个统一的整体，其在中国传统的天人学说方面具有重要的历史地位，诚如当代著名哲学家徐复观在《两汉思想史》中指出，董仲舒把天人感应思想伸向学术、政治、人生的每一个角落，由此完成了天的哲学大系，并形成汉代思想的特性②。

董仲舒认为，人道源于天道。人道是天道在人类社会中的折射。其在《春秋繁露·为人者天》中指出："人之为人本于天，天亦人之曾祖父也。此人之所以乃上类天也。人之形体，化天数而成；人之血气，化天志而仁；人之德行，化天理而义；人之好恶，化天之暖清；人之喜怒，化天之寒暑；人之受命，化天之四时。人生有喜怒哀乐之答，春秋冬夏之类也。喜，春之答也；怒，秋之答也；乐，

---

① 吕不韦.吕氏春秋[M].太原：书海出版社,2001：15.
② 徐复观.两汉思想史[M].上海：华东师范大学出版社,2001：182.

夏之答也;哀,冬之答也。天之副在乎人,人之情性有由天者矣,故曰受,由天之号也。"这段话的含义是:人所以成为人是以上天为本源的,上天也是人的曾祖父。这是人之所以与上天相类似的原因。人的身体,是变化上天的法则而形成的;人的血气,是变化上天的意志而成仁;人的德行,是变化上天规则而成义。人的好恶,是变化了上天的温暖和清爽;人的喜怒,是变化了的寒暑;人受到的使命,是变化上天的四时。人生有喜怒哀乐的反应,是和春夏秋冬相类似的。喜,是春季的反应;怒是秋季的反应;乐是夏季的反应;哀,是冬季的反应。天与人是相符合的。人的情感,本性是由上天赋予的。所以说,授与受,由上天命定。可见,很明显,在董仲舒看来,人之一切既源于天,又受制于天,人之"形体""血气""德行""喜怒"和"好恶"等,莫不类从于天(或自然)。

由此,董氏进一步提出了天人感应的系统理论。

首先,他提出了天人相副(天人相类)的宇宙模式。在《人副天数》篇中,他将人体与天地自然进行一一比附对比。《春秋繁露·人副天数》曰:"人有三百六十节,偶天之数也。形体骨肉,偶地之厚也。上有耳目聪明,日月之象也。体有空窍理脉,川谷之象也。心有哀乐喜怒,神气之类也。"董氏运用意象思维,从宏观上将人与天相类比,认为人的形体、骨节、情志等皆是天的缩影。又曰:"人之身,首而员,象天容也;发,象星辰也;耳目戾戾,象日月也;鼻口呼吸,象风气也;胸中达知,象神明也,腹胞实虚,象百物也。百物者最近地,故要以下,地也。天地之象,以要为带。颈以上者,精神尊严,明天类之状也;颈而下者,丰厚卑辱,土壤之比也。足布而方,地形之象也。是故礼,带置绅必直其颈,以别心也。带而上者尽为阳,带而下者尽为阴。阳,天气也;阴,地气也。故阴阳之动,使人足病,喉起,则地气痹起,则地气上为云雨,而象亦应之也。天地之符,阴阳之副,常设于身,身犹天也,数与之相参,故命与之相连也。天以终岁之数,成人之身,故小节三百六十六,副日数也;大节十二分,副月数也;内有五脏,副五行数也;外有四肢,副四时数也;乍视乍瞑,副昼夜也;乍刚乍柔,副冬夏也;乍哀乍乐,副阴阳也;心有计虑,副度数也;行有伦理,副天地也。此皆暗肤著身,与人俱生,比而偶之合。于其可数也,副数;不可数者,副类。皆当同而副天,一也。"可知在董氏看来,人具体的器官形态、组织结构、行为举止、精神状态等,莫不是对天(或者自然界)的模拟,即为"人与天地相参"。天是大宇宙,人乃是小宇宙,故其得出"于其可数也副数;不可数者副类,皆当同而副天"的结论。可见,董氏运用意象思维,以阴阳五行和四时生化为基础,通过"天人相副"模式,架构起了天人感应的大系统。

此外,董仲舒继承了前人对"数"的崇拜,并进一步研究这种神秘的"天之数"对人类社会兴衰的影响。其实,中国古代对"数"的崇拜早已有之,古人认为,数是一个"先天地而已存,后天地而已立"的先验自在之物,人类对于它的认识仅仅是一个领悟与掌握的过程,而不是一个发明与创造的历程。此外,数还被确定为一种形而上的终极之物,具有永恒不变的自然法则的含义。

由此,古人认为"万物莫逃乎数",其强调宇宙间的一切存在实质上只是数的存在,是数的陈列与表现样式,宇宙间的一切人和事都逃不出数的规定。"数"作为哲学概念在先秦时期就已出现。如《老子》所言:"道生一,一生二,二生三,三生万物。万物负阴而抱阳,冲气以为和。""一"指谓宇宙本原,"二"指代由本原分化而成的阴阳二气,"三"指代经阴阳交感、推演、激荡而化生的天地万物。在中国古代典籍中,我们时常可以见到用"天数已定""命数难逃"之类的文字来描述宇宙间万物万事的确定性。

有鉴于此,董仲舒进一步将"数"与"数字"大胆运用到自然界和人类社会,并以数释天、以数解人、以数统政。《春秋繁露·为人者天》云:"人之形体,化天数而成。"《春秋繁露·官制象天》曰:"天之数,人之形,官之制,相参相得。""人之与天多此类者,而皆微忽,不可不察也。""备天数以参事,治谨于道之意也。"可见,人的结构功能、人类的社会政治制度等,必须以"天之数"作为其存在的合理依据。董仲舒认为"三"和"五"两个数尤为重要。

"三"被看成是宇宙现象与宇宙法则的高度概括。"天以三成之,王以三自持。"①宇宙由"天、地、人"三部分构成,在这一宇宙规律基础上,宇宙间的众多现象无不呈现为三或者三的倍数:天有三光,日、月、星;地有三形,高、下、平;人有三尊,君、父、师等。董仲舒指出:"何谓天之大经?三起而成日,三日而成规,三旬而成月,三月而成时,三时而成功。寒暑与和,三而成物;

---

① 曾振宇注说.春秋繁露[M].开封:河南大学出版社,2009:220.

日月与星,三而成光;天地与人,三而成德。由此观之,三而一成,天之大经也,以此为天制。"①

"天之数"的另一个重要数字是"五"。"五"与"五行"紧密地联系在一起。如上所述,五行学说最早出现在《尚书·洪范》中:"五行,一曰水,二曰火,三曰木,四曰金,五曰土。水曰润下,火曰炎上,木曰曲直,金曰从革,土爰稼穑。"在中国传统文化中,五行也是宇宙图式理论上的一个范畴。在汉代以前,古人在论述宇宙的演化过程中,通常使用气、道、阴阳等抽象概念,很少涉及五行。从汉代开始,人们用五行概念来诠释宇宙万物的生成变化。譬如:王充《论衡·物势》云:"天用五行之气生万物。"在董仲舒思想中,五行学说也是一个非常重要的部分,它不仅具有哲学认识论的意义,而且也成为人类社会政治制度形而上之根据:"天地之气,合而为一,分为阴阳,判为四时,列为五行。行者行也,其行不同,故谓之五行。五行者,五官也,比相生而间相胜也。故为治,逆之则乱,顺之则治。"②按照这种认知逻辑,天有五行,人类社会自然应该设置五官与此相对应。在《五行相生》《五行顺逆》《五行相胜》等篇中,董仲舒十分详细地论证了人类社会的政治结构应该如何与五行这一宇宙法则相互协调、相互论证的问题。

董仲舒的天人学说对后来的天人思想起了思维导向的作用。在董仲舒之前,天人合一以及天人感性的思想在思想文化领域并不占主导地位。自董仲舒而后,天人合一以及天人感性的思想成为人们的思维重心。

十、《淮南子》——取象比类的普遍运用

《淮南子》一书广泛运用取象比类的方法,将天道、人事的各种系统做比较,以此说明事理或推出新的知识。

《淮南子》指出,之所以可以运用取象比类的原因,在于"物类之感,同气之应"。正如其所言:"揽物引类,览取挢掇,浸想宵类,物之可以喻意象形者,乃

① 曾振宇注说.春秋繁露[M].开封:河南大学出版社,2009:221.
② 曾振宇注说.春秋繁露[M].开封:河南大学出版社,2009:316.

以穿通窘滞，决渎壅塞，引人之意，系之无极。乃以明物类之感，同气之应，阴阳之合，形埒之朕，所以令人远观博见者也。"①即认为同类事物之间可以相互感应，因此可以总揽万物，招引同类，揽取搜集，细致地想象同类事物的关系。

有鉴于此，《淮南子》首先运用取象比类的方法，来说明宇宙或人事的道理。如《淮南子·要略》曰："精神者，所以原本人之所由生，而晓寤其形骸九窍，取象与天，合同其血气，与雷霆风雨，比类其喜怒，与昼宵寒暑并明。"此处即运用取象比类方法，将人的血气运行和雷霆风雨相类比，以期说明雷霆风雨的运行特点；将人的喜怒之情与昼夜寒暑变化相类比，以期说明昼夜寒暑变化规律。

其次，《淮南子》还运用取象比类的方法，推得未知的事理，即所谓的"以类取之"，或称为"以类推之"。如《淮南子·说林训》言："视书上有酒者，下必有肉；上有年者，下必有月。以类而取之。"又说："见窾木浮而知为舟，见飞蓬转而知为车，见鸟迹而知著书，以类取之。""病者寝席，医之用针石，巫之用糈藉，所救钧也。狸头愈鼠，鸡头已瘘，虻散积血，斫木愈龋，此类之推者也。"见窾木与舟船共为中空之物，见飞蓬与车轮同是圆形，见鸟迹与文字皆为痕迹（鸟爪所留或人为），进而由窾木浮推知舟船浮；由蓬草滚动前行推知车（轮）滚动前行；由鸟迹传达信息推知文字传达信息。患者卧床不起，医生用针石治疗，巫婆用米、草求神，方法不同，但目的是一样的。狸猫的头能治好鼠瘘病，鸡头能治好颈部恶疮，牛虻能散开瘀血，啄木鸟能治虫牙，这是物类可以推究的例子。《淮南子·说山训》还进一步指出："尝一脔，知一镬之味。悬羽与炭，而知燥湿之气，以小明大。见一叶落，而知岁之将暮。睹瓶中之冰，而知天下之寒，以近论远。"尝一小块肉的味道，便可知晓一整锅肉的味道；悬系羽毛和木炭，就可判断空气是干燥还是湿润；见一落叶就可推知将至年底；观瓶中之冰，即可推测天气寒冷。可见，前贤已普遍使用取象比类的方法，由局部推得整体、由外部现象推断内部变化，由已知推得未知。

据此可知，秦汉时期，古人已深谙取象比类之法。先哲在观物取象、立象尽意的基础上，自觉运用意象思维来认识世界，获得规律。亦可明见意象思维

---

① 杨有礼.淮南子[M].开封：河南大学出版社，2010：684.

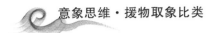

所呈现出的思维灵活性和创造性。

十一、《黄帝内经》——意象思维的系统应用

《黄帝内经》(以下简称《内经》)的出现标志着意象思维的系统应用,其在吸收先前意象思维的基础上,据象来认识人体并创立了藏象经络等理论框架。

如《素问·阴阳应象大论篇》曰:"六经为川,肠胃为海。"气血周流于经脉如同水流于河川,肠胃盛受水谷如同海洋汇聚江河。

《内经》关于阴阳变化和五行理论的阐释运用,更是体现了意象思维的深入运用。

如《素问·五运行大论篇》曰:"夫阴阳者,数之可十,推之可百,数之可千,推之可万。天地阴阳者,不以数推,以象之谓也。"在《内经》中,凡属质性相反者,如内外、出入、上下、升降、寒热、静躁等亦皆以阴阳来比拟象征。

《内经》亦采取五行学说的模式,以五脏为核心,五脏配五行,将人体分为五大系统,分别由心、肝、脾、肺、肾五脏作为统领。《素问·阴阳应象大论篇》则运用五行"自生"的推演方法进行类推,而形成了具有自身特点的五行系统。

关于《内经》中意象思维的运用,本文的第三章将详述,在此不作赘述。

由此可见,《内经》的出现,体现了意象思维在医学理论中的系统应用。后世思想家对意象思维进行更加深入的认识,并不断拓展、充实和丰富意象思维的内涵。意象思维在中国传统社会也被应用于自然和人事的各个方面,以此来解释、分析或推测事物的发展趋势。

第四节　意象思维的哲学基础

一、天人合一的整体思维

1. "天"的含义　"天"在《说文解字》中被释为:"天者,巅也。至高无上也,从一从大。"天最初的字义,是指一个人头上顶着的东西。人们头上顶着的，当然就是天，后来转变指示为至大的尊神。

在中国的传统文化中，"天"有三种含义：神灵之天、自然之天以及道德之天。

（1）天是超自然的神灵之天。《尚书·尧典》载："乃命羲和，钦若昊天，历象日月星辰，敬授民时。"意思是，尧帝命令羲氏、和氏去四方，观天制历，明察天意，指导政治。帝尧告诫大家，要恭谨遵从上天旨意。天意通过日月星辰的变化显现。所以，要洞察日月星辰的运行情况，了解天意，制定历法，教导人民，遵从时令。再如《尚书·舜典》中记载，舜接受了尧禅让给他的帝位，首先做的一件事就是："肆类于上帝，禋于六宗，望于山川，遍于群神。"舜在继位后，第一件事就是举行祭天大典——把继位之事报告上帝，然后虔诚地祭祀诸神，并根据对天意的观测，安排各种政事。《尚书·泰誓中》也有"唯天惠民，唯辟奉天"的记载。《论语》中也多次提到这个有意志的、万物之主宰的"天"。子曰："不怨天，不尤人，下学而上达。知我其天乎。"①颜渊死，孔子发出"天丧予，天丧予"的悲叹。中国人大多信天命、顺天命，讲求无愧于天，这些词语中的"天"就有万物之主宰的含义。可见，自古以来，中国古人将天视为一个超自然的精神世界，它是宇宙万物的主宰，天地人伦的准则。

（2）天是自然之天。荀子将"天"看作是自然。《荀子·天论》载："天行有常，不为尧存，不为桀亡。"又曰："列星随旋，日月递炤，四时代御，阴阳大化，风雨博施，万物各得其和以生，各得其养以成。"这里荀子指出，天的运动变化有其客观的规律，天使宇宙万物得以化生，但天的这种变化规律不受人事的影响，故而提出要"明于天人之分"②。

汉代的王充在此基础上提出"寒暑有节，不为人改变也"③"日朝出而暮入，天道自然"④的著名论断。

由此看来，自然之天的概念认为，天是客观自然，或者有客观自然性。从这里引申开去，哲人们又把一切自然的现象都叫作天。例如，人的五官，自然

---

① 杨伯峻注释.论语[M].长沙：岳麓书社，2000：139.
② 安继民译注.荀子[M].郑州：中州古籍出版社，2006：266.
③ 王充.论衡[M].上海：上海人民出版社，1974：231.
④ 王充.论衡[M].上海：上海人民出版社，1974：10.

生成，所以叫天官，眼睛能看，耳朵能听，鼻子能闻，这些功能是自然的，所以叫作天职。总之，不是人为，都叫天，这种天与人相对应。现在使用的天赋、天然、天性、天敌等词语中的"天"，都有这层自然的含义。

（3）天为道德之天。中国古人尤为注重对天的伦理道德品质的塑造。《周易·系辞上》曰："天生神物，圣人则之；天地变化，圣人效之；天垂象，见吉凶，圣人象之；河出图，洛出书，圣人则之。"可见，古人早就把上天作为社会道德与秩序楷模。作为上帝的"天"，其通过神物、自然界的变化、日月星辰的运行之象等来示意人的行为和道德准则。故"天"具有明显的意志性和道德性。

汉代董仲舒更是将天看作是人类社会的伦理秩序法则，其在《春秋繁露·为人者天》中指出："人之人本于天，天亦人之曾祖父也。此人之所以乃上类天也。"与此同时，天也具备伦理性。如《春秋繁露·王道通三》曰："天，仁也。天覆育万物，既化而生之，有养而成之。事功无已，终而复始，凡举归之以奉人。察于天之意，无穷极之仁也。人之受命于天也。取仁于天而仁也。"天孕育万物、化生万物，但从不居功自傲，只有奉献没有索取，呈现出一种至善至美的"仁"的品性。

2. 天人合一的内涵　中国哲学就天人关系的认识，虽然历史上有个别思想家主张"天人相分"，但这种观念并不占主流，天人合一才是中国传统的基本观念之一，也是传统思维方式的根本内容之一。"天人合一"这种思维认为，人与天之间不是主客体对立的关系，两者是相互关联并合而为一的。古人认为，宇宙是一个大系统，人类社会是宇宙大系统中的子系统，个体的人是更小的子系统。由于系统结构功能的相似性，人可以从认识宇宙系统中认识自我，也可以从认识自我中认识宇宙。

中国传统的天人合一的整体思维，大体由先秦哲学奠定，经历史的沉淀和反复的强化，到宋明时期表现为某种比较成熟和完备的形态。可以说，秦汉以降的整体观不过是先秦的整体观的延续。因此，就思维发展的水平而言，中国各个历史阶段的整体观大体处于同一层次上。由此，我们可以大致确定中国传统哲学的一个基本特征，那就是它注重从事物的相互联系、相互作用的层面和角度理解对象，把宇宙万物看作是由某种机制统一起来的有机整体系统。尽管不同时期和不同的人对于对象的解释表现了细节上的某些差异，但这种整体性的观念或整体性的思维倾向却是大体相同的。

张岱年在《中国哲学大纲》中，将"天人合一"的内涵归纳为两个方面：一是天人相通，二是天人相类①。有鉴于此，我们来逐步分析这两个层面的"天人合一"的内涵。

（1）天人相通。《周易·系辞上》曰："天生神物，圣人则之。天地变化，圣人效之。天垂象，见吉凶，圣人象之。"古人认为，天和人之间是有沟通的，其通过天象变化来示意。《孟子·尽心上》曰："尽其心者，知其性也。知其性，则知天矣。存其心，养其性，所以事天也。"孟子认为，天和人之间存在着关联性，即通过内心的体会觉知，可了解人内在的本性，进而可知晓天命。老子言："人法地，地法天，天法道，道法自然。"②《论语》指出："巍巍乎，唯天为大，唯尧则之。"③都认为天是至高之善的，故人应法天而行。法天就是与天同一行为。庄子说："天地与我并生，万物与我为一。"可见，先秦时期，古人认为天地万物是通过某种特定的方式而相互联结为统一的整体。

至汉代时，形成天人合一的宇宙整体观，即认为天与人同作为整体的部分或要素而相互联系，构成为一个统一整体。这在《吕氏春秋》和《春秋繁露》中均有体现。如《吕氏春秋·有始览》指出："天地万物，一人之身也，此之谓大同。众耳目鼻口也，众五谷寒暑也。"认为天地万物，如同一个人的身体。人有耳目鼻口，天地万物有五谷寒暑。董仲舒则进一步提出天通过春夏秋冬四季的清暖寒暑来表达它的诉求。《春秋繁露·阴阳义》说："天亦有喜怒之气、哀乐之心，与人相通。"故而《春秋繁露·五行五事》写道："王者能敬，则肃，肃则春气得，故肃者主春。春阳气微，万物柔易，移弱可化，于时阴气为贼，故王者钦。钦不以议阴事，然后万物遂生，而木可曲直也。春行秋政，则草木凋；行冬政，则雪；行夏政，则杀。"可见，帝王的品行、政绩与自然界的天、地、草、木的特点、特性都是比类相通的。

宋明时期则从"性即理"或"心即理"的角度，主张"人与天地一物也"④，认

---

①　张岱年.中国哲学大纲[M].北京：中国社会科学出版社，1982：173.

②　李耳.老子[M].北京：中国华侨出版社，2002：57.

③　杨伯峻注释.论语[M].长沙：岳麓书社，2000：75.

④　朱熹.河南程氏遗书[M].北京：商务印书馆，民国二十四年（1935）：133.

为人之心或性同时就是天理或天道，两者是一个东西，其都以人观天，以天证人。如张载指出："理不在人皆在物，人但物中之一物耳。"人是万物中的一物，因此，张载所说的人与物，实际上都是作为的一种客观状态。可见，古代先哲视天人相互沟通而将天与人结为一体。

（2）天人同类。天人同类是指天与人之间有相同的性质或相同的构造。这在董仲舒的《春秋繁露》中有集中体现。

首先，人的生理结构与天类同。《春秋繁露·为人者天》曰："人之形体，化天数而成；人之血气，化天志而仁；人之德行，化天理而义……"人类生命源出于天，所以人类的生理结构在本质上、形式上与天的结构是同一的。天是大宇宙，人是小宇宙，人类生命体是天的缩影。在《春秋繁露·人副天数》中指出，人的身体结构与天相对应。人体有骨节三百六十六，跟一年日数相符；人有大骨节十二，跟一年的月数相符；五脏跟五行相符；四肢跟四季相符。有数的，数量上相符，没有数的，按类也相符，这就是"以类合之，天人一也"。不仅如此，董仲舒认为，人的性情也起源于天的性情，或者说人的性情就是天的性情的外化形式："夫喜怒哀乐之发，与清暖寒暑其实一贯也。喜气为暖而当春，怒气为清而当秋，乐气为太阳而当夏，哀气为太阴而当冬。四气者，天与人所同有也，非人所能蓄也。"

其次，官制象天，即人类社会的政治制度也与天类同。董仲舒对天的结构、原则、规律等进行了抽象、概括，并从中获得永恒性的"自然法则"。他说："天之数，人之形，官之制，相参相得也。"人类社会的政治性质、结构、功能，必须以"天之数"作为其存在的合理性依据。在这一问题上，"三"和"五"两个数尤其重要（关于董仲舒对"三"和"五"两个数字的解读，后文将有论述，此处不展开）。

由此可知，中国传统哲学所认同的"一天人""合内外"的天人合一思想，不强调天人之间的对立性关系，而注重天人之间的统一与联系，其视天人相互沟通而结为一体，将天人视作一个统一整体。清代王夫之以非常明晰的形式对天人合一的思想作了总结，其在《尚书引义》中指出："天降之衷，人修之道。在天有阴阳，在人有仁义；在天有五表，在人有五官。形异质离，不可强而合焉。所谓肖子者，安能父步亦步，父趋亦趋哉！父与子异形离质，而所继者唯志。

天与人异形离质,而所继者唯道也。"

　　天人合一的思维方式为意象思维提供了可能性和合理性。在天人合一的整体思维中,人与其他事物相比,并不是平列的,而是处于无比优越的地位。所谓的"人赞天地之化育""人为天地立心"等,都肯定了人在宇宙中的独特地位,故而天人合一的整体思维方式,实质上是以人为中心要素的整体思维方式。正因为人有理性、有道德、有情感,能够体验天或天道,是宇宙整体系统的灵魂,因此,人可以通过意象思维的方式,依靠或情感,或理性的方法,达到"万物皆备于我"的效果。正确地认识世界,获得外部世界的规律。

二、气—阴阳—五行的哲学思辨

　　先秦以降,中国传统哲学通常以气、阴阳、五行来说明宇宙本原、事物构成及其变化规律。

　　1. 气为宇宙产生之根源　气,又称元气或精气,是中国哲学最重要的概念之一。

　　先秦时期,古人就将气看作是宇宙产生的根源或基始。《周易·系辞上》曰:"精气为物,游魂为变,是故知鬼神之情状,与天地相似,故不违。"认为精气是化育天地万物(包括人类)细微的、原初的基元,不仅如此,游魂也由精气流变而成。《管子·内业》则进一步提出:"精也者,气之精者也。"

　　《管子·内业》指出:"凡物之精,气则为生。下生五谷,上为列星。流于天地之间,谓之鬼神,藏于胸中,谓之圣人。是故此气,杲乎如登于天,杳乎如入于渊,淖乎如在于海,卒乎如在于己。"其认为,精气是一纯粹不杂、细微、不可入、有生命知觉的有机宇宙基元。万物之精气,结合起来就是生。精气在下产生地上的五谷,在上就是天体的群星。流动在大地之间的叫作鬼神,藏在人的心里就成为圣人。因此这种气有时光亮得好像升在天上,有时幽暗得好像藏入深渊,有时柔润得好像浸在海里,有时高大挺拔得像立在山上。可见,《管子》认为,宇宙中每一事物作为个体,它们分得气的一部分,并通过聚散的方式实现自身的存在。《庄子·知北游》则直接指出:"气,聚则为生,散则为死。"认为万物皆由气构成,所以它们在本质上是息息相通的,故"通天下一气耳",即强调宇宙万物以气作为同源或同质的基础。人作为一定的个体实体的存在，与万物的构成基质一样，纯是一气之凝结，正所谓"人之生也，气之聚也"。从人与万物的本源和构成材料来说，其间是没有本质差别的。人与物之生同是一气之聚，其亡又都是一气之散，散则同归于混沌之中，所谓"变不易气"。因此，人与万物同作为气的产物，从基源上说是合一的。

2. 气—阴阳—五行的宇宙生成模式之建构　老子在论述"道"时，虽仅简单表述了气与阴阳的关系，但启发了后人对宇宙生成的认识，并定型了宇宙生成的思维结构。

《老子》说："道生一，一生二，二生三，三生万物，万物负阴而抱阳，冲气以为和。"如果把道理解为混沌之气的话，那么，这段话可以说是由气到万物的生成过程与机制的典型表述。混沌之气派生出阴气和阳气，万物既包含阴气又包含阳气，是阴阳二气的中和、平衡与统一。事实上，老子的"道"作为宇宙的本源，其内部蕴涵着阴阳两种不同的势力，在阴阳两种力量的推动下，"道"呈现出体化育万物的过程。《庄子·则阳》提出一个问题："四方之内，六合之里，万物之所生恶起？"其答案是："阴阳相照相盖相治，四时相代相生相杀。"庄子也把宇宙万物的生成变化之因解释为阴阳的作用。《周易·系辞上》认为："易有太极，是生两仪，两仪生四象，四象生八卦。"所谓"太极"，郑玄解释为"淳和未分之气"。混沌之气流用分化，形成宇宙万物。由此可见，世界的本原是气，气为阴阳之体，阴阳为气之用。《周易·系辞下》说："刚柔相推，变在其中矣。"阳的性质为刚，阴的性质为柔，刚柔相互作用而推动事物的变化，也就是阴阳推动事物的变化。《周易》认为，任何事物内部都含有阴阳两面，事物的变易都取决于性质不同的阴阳之间的相互作用："乾坤，其易之门邪？乾，阳物也；坤，阴物也。阴阳合德，而刚柔有体，以体天地之撰，以通神明之德。"乾卦属阳，坤卦属阴，阳刚而阴柔，一阴一阳，一柔一刚，两个方面相鼓相荡，相推相摩，才有事物无穷之变，正因为如此，所以《周易》将乾坤视为"易之门"，也就是把阴阳看作是事物变易的内在动因。

先秦之后，中国古代哲学家普遍地接受了先秦哲学所确认的阴阳动力论思想。汉代董仲舒在前人思想的基础上，明确提出了气—阴阳—五行的宇宙生成模式。

　　何为五行？《尚书·洪范》明确提出五行之说,五行为水、火、木、金、土这五种客观存在的基本物质以及这五种物质所具有的属性,如"润下""炎上""曲直""从革""稼穑"等属性。

　　在《春秋繁露》一书中,董仲舒将五行与气相结合,对五行作了哲学上的抽象:气化而为阴阳二气,阴阳二气分而为四时之气和五行之气,五行之气是气论逻辑体系中一个不可偏废的环节。正如《春秋繁露·五行相生》云:"天地之气,合而为一。分为阴阳,判为四时,列为五行。"可见,阴阳也好,五行也罢,其联系的中介就是"气"。董仲舒在《春秋繁露·治水五行》中用五行之气的属性来解释气候变化的原因。他把一年 360 日划分为木气、火气、土气、金气和水气五个单元,每个单元因为五行之气运行变化的主次地位不同,呈现出了不同的气候特征:从冬至那日算起的 72 日内,木气为主,故气"燥浊而青";其后的 72 日里,火气为主,故天气"惨阳而赤";第三单元 72 日里,土气为主,故天气"湿浊而黄";第四单元 72 日,金气为主,故天气"惨淡而白";第五单元 72 日,水气为主,所以天气"清寒而黑"。不仅如此,在《五行之义》篇中,董仲舒还力图归纳和建构宇宙结构和宇宙模式,他将五行之气与方位、四季等一一归类和比附:木、东方、春季为一类;火、南方、夏季为一类;金、西方、秋季为一类;水、北方、冬季为一类。在此基础上,社会政治的运行方向和运行重心也应该与"天之数"保持谐和一致,上下相应。

　　可见,在董仲舒的"气—阴阳—五行"的宇宙生成模型中,气的运动变化因阴阳五行的规范而变得更加具体和有序,天地万物、社会人事也都被安置在这样一个井然有序而又循环流转的系统模型内。

　　宋代之时,宇宙生成的思维结构日趋明朗化、系统化、理论化。宋代周敦颐在吸收易、道等思想的基础上,别出心裁阐发了宇宙生成模式。气乃宇宙之本,阴阳、五行是气变之结果,万物的产生变化源于五行,五行源于阴阳,阴阳源于气。他指出:"太极动而生阳,动极而静,静而生阴,静极复动。一动一静,互为其根。分阴分阳,两仪立焉。阳变阴合,而生水、火、木、金、土。五气顺布,四时行焉。五行一阴阳也,阴阳一太极也,太极本无极也。五行之生也,各一其性。无极之真,二五之精,妙合而凝。乾道成男,坤道成女。二气交感,化生万物。万物生生而变化无穷焉。"由此,一个世界产生和运行的模式昭然而显：太极是作为宇宙的本原，是一团混沌未分之气，在这一动一静的太极之气运动变化中产生了阴阳，阴阳散而生两仪。阴阳的运动变化产生了木、火、土、金、水五行。五行配四时，即五行各自所含之气顺布，春夏秋冬也就产生了。故而五行源于阴阳，阴阳源于太极（气）。乾道为男，坤道为女，万物都是乾坤二气交感而生，万物生生，而变化无穷。

这种气—阴阳—五行的宇宙生成的思维结构，对意象思维方式产生了两个方面的影响：第一，气—阴阳—五行的宇宙生成结构，正是意象思维所借助的思维工具。意象思维往往借助气、阴阳、五行等拟象，将纷繁复杂的外部世界贯通并提升，以此获得规律。第二，由于气乃是宇宙之本，物象或拟象的相同、相似或相感，其实质就是气的相合、相感，故"取象比类"的实质就是以气相推，气同则象同，气异则象异。

三、崇尚变易的心智体悟

1. 变易观念的基本内涵　中国的先哲崇尚变易，他们在对于客观世界的反复观察和审视中，发现世界是一个连续性的、生生不息的动态整体，故而注重从动态去观察和把握客观世界。正如张岱年所说："中国哲学有一个根本的一致倾向，即承认变易是宇宙中之一根本事实。变易是根本的，一切事物莫不在变易之中，而宇宙是一个变易不息的大流。"

变易的观点早在先秦时期就已确立。道家创始人老子指出，道"独立而不改，周行而不殆"[①]，认为"道"处于永恒不止的运转状态。宇宙万物是由"道"的变化而来的，"道生一，一生二，二生三，三生万物"。此外，老子指出，世界上一切事物都是可变的，互相转化的，如"祸兮福之所倚，福兮祸之所伏"等。庄子也强调事物的变化，如《庄子·秋水》称："物之生也，若骤若驰，无动而不变，无时而不移。"认为万物的存在形式是极不固定的，它们无不处在运转变化过程之中，且永无止息。

_____

① 李耳.老子[M].北京：中国华侨出版社，2002：55.

儒家亦把宇宙看作是一个变易不息的过程。孔子称"四时行焉,百物生焉"①,就是对自然界变化的肯定。荀子《荀子·天论》指出:"列星随旋,日月递炤,四时代御,阴阳大化,风雨博施,万物各得其和以生,各得其养以成,不见其事而见其功,夫是之谓神。"荀子设计了一个具有明确结构的宇宙整体模式,在这一整体系统中,万物作为这一整体的要素无不依据其自身的特性而处于运动变化状态,表现为一个动态过程。

值得一提的是,《周易》的变易观念最为突出,在理论形式上也最为完备。中国古人以"易"或"变易"表达事物的运动变化就与《周易》有关。《周易》由奇、偶卦爻错综组成的六十四卦卦象,就是一个变动不居的系统。易爻分阴(- -)和阳(一)两类,阴爻属柔,阳爻属刚。六十四卦由六爻组成,阴阳二爻的排列位次不同所组成的卦体也不同。每一卦都表示某个事物或某类事物,阴阳二爻在卦中的位次是不同的,因此,卦体也不是一成不变的,随着卦体的变化,卦体所象征的事物呈现为变化状态。而考察《周易》的"易"字,也可见尚变之意。据古文字考证,"易"乃"蜴"之本字,钟鼎文作"易"。蜴善变,而有变化之意。也有人将《周易》的"易",解说为是由日月组合而成(如《易纬·乾凿度》《说文》《周易参同契》以及郑玄等,都持此种观点),他们认为,古人直观天象,其最大而显者为日月,而日月往来经天,是运动变化的象征。取象日月,合而为"易",也显示变化之意。这都说明了《周易》尚变之意。

除了《周易》书名,《周易》的内容集中体现了变易的思维。如"天行健,君子以自强不息""坤至柔,而动也刚",明确地肯定天地都是动的,是健行不息的。更为集中表述这一变易观念的是《周易·系辞上》中的这段话:"《易》之为书也不可远,为道也屡迁。变动不居,周流六虚,上下无常,刚柔相易。不可为典要,唯变所适。"变易是宇宙的本质,天地万物无时无刻不处在流转变动的过程中。故《周易·系辞下》总结道:"易穷则变,变则通,通则久。"

在先秦时期这些观点的基础上,后世的思想家则更多是对变易思想作进一步发挥和阐释。比如汉初的贾谊将变易看成是宇宙的本质,其在《鵩鸟赋》中明确指出:"万物变化兮,固无休息。斡流而迁兮,或推而还。形气转续兮,

---

① 杨伯峻注释.论语[M].长沙:岳麓书社,2000:171.

变化而蟺……千变万化兮，未始有极。"认为万物不断地处于动态地变化中，永远没有停止时刻。

魏晋时期的玄学家郭象批评"守故"的观念，指出宇宙表面上似乎不变，其实任何事物都处于新故代转的状态："故不暂停，忽已涉新，则天地万物，无时而不移也。世皆新矣，而目以为故，舟日易矣，而视之若旧，山日更矣，而视之若前。今交一臂而失之，皆在冥中去矣。故向者之我，非复今我也。我与今俱往，岂常守故哉！"①认为天地万物看来好像不动，实际上暗中不断变迁，只是人们往往没有觉察到而已。

宋明时代的哲学家，虽思想歧异纷呈，但变易观点却是他们的共识。张载在《正蒙·太和》中指出"气块然太虚，升降飞扬，未尝止息"，即认为宇宙本原是运动不息的。此外，张载还将事物的变化概括为两种基本形式："化"与"变"，"化"是渐变，"变"是突变。其在《正蒙·神化》中曰："变则化，由粗入精也；化而裁之谓之变，以著显微也。"程颐也重视变易，其在《河南程氏外书》卷十一指出："天地之化，一息不留。"认为宇宙万物莫不处于变动不居的状态。王夫之《思问录内篇》也明确指出："由阖而辟，由辟而阖，皆动也。废然之静，则是息矣。至诚无息，况天地乎。维天之命，于穆不已，何静之有？"可见，王夫之不仅认为只存在动中之静，不存在绝对的静，还认为动乃是宇宙的根本属性。

总之，将变易视作是宇宙的本性以及事物的变化规律，这是中国传统哲学的基本致思倾向。

2. 阴阳是变易的根本动力　　如前所述，中国传统哲学认为，事物自身的变化动力是"阴阳"这两种性质不同的势力运动的结果。在中国传统哲学中，阴阳作为一对重要范畴，其作用体现在具有调节自身的功能。阴阳作为事物内部的对立双方，它们之间相互对立，又相互作用，从而推动着事物整体的运动变化。纵观中国哲学的发展进程，不难发现，先哲大都是这样认识问题的。如老子所说的"道生一，一生二，二生三，三生万物，万物负阴而抱阳，冲气以为和"，实际上是认为"道"作为宇宙的本源，其内部蕴涵着阴阳两种不同的势力，

---

① 杨立华.郭象庄子注研究[M].北京：北京大学出版社，2010：156.

阴阳之间相互交感、相互激荡,在阴阳的两种力量的推动下,表现为道体化育万物的过程。《庄子·则阳》指出"四方之内,六合之里,万物之所生恶起"的原因是:"阴阳相照相盖相治,四时相代相生相杀。"可见,庄子将宇宙万物的生成变化之因也释为阴阳的作用。《周易》更是强调变易的内在根据就是阴阳相交,刚柔相推。

《周易·系辞上》曰:"阖户谓之坤,辟户谓之乾,一阖一辟之谓变。"又曰:"一阴一阳之谓道""刚柔相推而生变化。"所谓"一阴一阳",即表示两个对立面的相互依存、相互转化;所谓"刚柔相推",即表示两个对立面的相互推移。相互推移是指既相互吸引又相互排斥。这种矛盾双方既对立又统一的状况是事物变易的根本原因。

先秦之后,中国古代哲学家普遍地接受了先秦哲学所确认的阴阳动力论思想,并演变为一种定型化的思维结构。

3. 循环往复是变易的总体趋势 中国传统哲学所理解的变易,从其演化的总体秩序或总体趋势看,表现为周期性的反复过程,即循环往复的运动模式。

循环往复的观念认为,事物的变易过程是一个由始而终、由终而始、循环往复的无限过程。

循环往复观念的形成当与中国社会的农业生产条件有关。中国古代社会以农为本,注重农业生产必然注意天道的变化、日月星辰的运行和四时节律,因为这些因素都与农业生产条件有关系。中国的先民在对自然界的反复观察中自然不难发现,日月星辰是按照一定的规律往复运行的,四时是按照一定的节律交替变化的。在自然界中,一切有生命之物虽然也有日新之变,但又逃离不了生长衰亡的固有秩序。这种经验性的东西上升到理性的层面,就会形成一种循环往复性的观念。

就宇宙整体的演变趋势看,中国古代哲学家倾向于把变易理解为一个有穷和无穷相互统一的过程。《周易·系辞上》以清晰的理论形式指明了这一点:"一阖一辟谓之变,往来不穷谓之通。"事物由阖到辟,再由辟回复到阖,这是一个过程的终结和完成,表现为"有穷"。但这一过程的终结并不意味着变易的停止。这一过程的终点,同时又是下一个新过程的始点,由始到终,又由终到始,如此反复进行,事物的阖辟表现为一个无穷的演进过程。中国的先哲并不否认个体事物的存在是有限的,有生便有死,有始必有终。但按照传统的气论观念,生是一气之聚,死是一气之散,而气则是永恒的,正如成玄英在注疏《庄子·知北游》时所言:"气聚为生,气散为死,聚散虽异,为气则同。"从这个意义上说,事物的存在又是一个无穷的过程。正如《庄子·秋水》所言:"道无终始,物有死生。"

从宇宙整体的演进秩序看,表现为从无序到有序的周期性过程。如宇宙的生成演变过程就是如此。中国的哲学家通常认为,宇宙开始于"道",或说是"气",或说是"太极"等,其原始状是"一",是"浑沌",是"浑浑冥冥"。就是说,宇宙起始于混沌不分的无序状态,原始的混沌,依照一定的演进程序而逐步分化,最后产生出具有特定形质的事物。万物一经产生,它们"各德其德""正其性命",按照自己的本性而存在变化,发挥着自身的特定功能,呈现为一种有序状态。

就宇宙整体的演变性质看,中国的哲学家倾向于把变易理解为一个日新与循环相统一的过程。在中国传统哲学中,就"反复"的本义看,实际是指事物的变化呈现为一个由始而终、由终而始,即首尾对接的过程。"反复其道,七日来复,天行也……复其见天地之心乎。"由反而复为进,由复而反为退。而"反复其道,七日来复"是天地自然运动变化的规律,由此看来,反复为天地之根本法则。《周易·系辞上》曰:"日往则月来,月往则日来,日月相推而明生焉,寒往则暑来,暑往则寒来,寒暑相推而岁生焉。往者屈也,来者信也,屈信相感而利生焉。尺蠖之屈,以承信也。龙蛇之蛰,以存身也。精义入神,以致用也。利用安身,以崇德也。"可见,宇宙的自然运行正是日月寒暑屈伸的往来循环。

总而言之,中国传统的动态变易观念认为,对象世界不是机械的客观存在,而是一个运动变化、生生不息的动态整体。意象思维也恰恰包含着这种动态变易的心智体悟,其以"象"为思维工具,避免了机械静止的方法来认识和把握世界,而是动态地考察事物之间的联系性,融会贯通地理解对象世界。

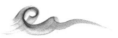

第二章
中医学与意象思维的关联

意象思维在中国古代被用于自然和社会的各个方面,以此来解释、分析或推测事物的某些特征及发展趋势。从古代传统社会走到今天的中医学也通过对象的把握来认识人体的特定属性、形态结构、生理功能及病变规律等,进而形成自身独具特色的理论体系和丰富多彩的诊疗策略。经典医著《内经》的问世,体现了意象思维在中医理论中的系统应用,而后世医家也对意象思维进行更为广泛的运用和解释,并不断拓展、充实和丰富意象思维的内涵,扩充其在中医学的应用,使中医学处处呈现出以"象"为表述主体的面貌。因此,意象思维作为中国古代极具代表性的思维方式之一,对中医学有着深远影响,其内涵和价值也伴随着中医学的不断发展而日臻完善。

概言之,意象思维贯穿于中医学形成、演变及发展的过程,是中医学家获取知识经验、建构理论体系及指导临床诊疗的重要思维方法。从意象思维的角度解析中医学,是对中医原创理论的溯源与致敬,对中医理论脉络的梳理及中医未来的创新发展均意义非凡。

本章以递进的方式,从取象归类、据象类推、以象释道三个层次对意象思维与中医学之间的关联予以浅释,以开启对中医认知模式、发展道路和未来走向的思索。

第一节　取　象　归　类

取象归类属于意象思维的一种具体表现形式,它以象为核心,通过观察物象、提取意象、形成法象等过程,将物象中隐藏的属性提出并归类,再用具体事物的形象(如天地、日月、水火等)或其他象征符号(如八卦、数字等)进行表述或概括,以反映事物的普遍联系与规律。古代医家在中医认知过程中,为了变未知为已知,常常把未知的"象"与已知的"象"进行类比,以启发思路,提供线索,使医者在认识和处理疾病的过程中触类旁通。由此可见,取象归类是中医获取新知的常用方法,更是中医理论框架构建的重要途径。

秦汉时期,先哲已在观物取象、立象尽意的思维基础上,自觉运用取象归类的方法来认识世界。《淮南子·说山训》载:"尝一脔,知一镬之味。悬羽与炭,而知燥湿之气。以小明大。见一叶落,而知岁之将暮;睹瓶中之冰,而知天下之寒。以近论远。"①可见,两千余年前的先贤已普遍使用取象归类的方法,由局部推及整体、由外部现象推断内部变化,由已知推测未知,而那时也正是中医学理论体系奠基的伟大时代。因此,中医学也不可避免地烙上取象归类思维方式的印记。

中医所论之"象"非常广泛。对人体而言,有形象、藏象等生理之象,也有脉象、舌象等诊断之象等,随处可见取象归类思维方式的影响与渗透。而且,中医在取象过程中所关注的主要不是自然或人体的形质静态之象,而是其表露于外的功能动态之象,这一特点也是取象思维深刻融入中医理论建构过程的力证。

总之,在以元气论、阴阳五行为代表的中医哲理内容,以形体、脏腑、气血、经络为代表的中医生理内容,以病因病机发病为代表的中医病理内容中,无不流露出取象归类的思维方式在理论构建和经验渗透中的作用。详述如下。

一、中医哲理与取象归类

气源于远古先民对于云、烟等自然现象的直接观察,或对人自身的嘘吸等生理过程的直接体验,属于象形的直觉思维。当气的观念被引入中国古代哲学后,便失去其具体意义而变得抽象起来。《管子·内业》②中对气作了如下描述:"是故此气,杲乎如登于天,杳乎如入于渊。淖乎如在于海,卒乎如在于山。是故此气也,不可止以力,而可安以德,不可呼以声,而可迎以意。"气代表的是事物无所不在、微妙至极的运动变化,且"不可止以力""不可呼以声",说明虽客观存在却非有形实体③。当气这一由自然之象或生活之象演化而来的哲学术语被引入中医学时,便同阴阳五行一样,仅是取其象的表征而不再强调其抽象的哲学内涵。如《灵枢·决气》言:"上焦开发,宣五谷味、熏肤、充身、泽毛,若雾露之溉,是谓气。"④字里行间中描绘出了人体生命运动的生动画面,而不

---

① 刘安.淮南子[M].郑州:中州古籍出版社,2010:327.
② 管仲著,孙波注释.管子[M].北京:华夏出版社,2000(5):276.
③ 李婷、陈晓东.试论经络的本体在于经气[J].针灸临床杂志,2002(3):3-7.
④ 田代华、刘更生整理.灵枢经[M].北京:人民卫生出版社,2005:75.

见丝毫形质可言。

阴阳五行等符号引入中医学也是古代医家借助意象思维，采用取象归类方法的结果。古人借用阴阳及五行的特性形象地解释了人体生理、病理现象，并指导着临床诊断与防治。如在《内经》中，无论是天地自然之象，还是人体生理病理之象，均与阴阳相合。阴阳本身也是一种象，是天地万物纲领之象。中医论及脏腑的特性时，常以阴阳之象为工具，如五脏藏而不泻，故象地，属阴；六腑泻而不藏，故象天，属阳。五行也是一种象，分别代表和象征着五类不同的性质、功能、状态、趋向等，如中医取"生、长、化、收、藏"的自然变化之象高度概括了肝、心、脾、肺、肾这五脏的生理功能。

二、中医生理与取象归类

脏腑形体、气血津液、经络体质等学说，构成了中医生理学的主要内容，亦即中医藏象理论。在这一内容丰富而结构庞杂的理论体系中，援物释藏、以象测藏的藏象思维模式贯穿始终，同时辅以天人应象为架构的气血或经气的运行模式；以阴阳五行为线索的禀质分类模式等。例如，援物象释藏（肺为华盖），援官象释藏（心为君主之官），援四时气候释藏（生、长、化、收、藏为五脏功能概括）等；又如，取"地气上为云，天气下为雨，雨出地气，云出天气"的气候之象来类比"清阳出上窍，浊阴出下窍，清阳发腠理，浊阴走五脏"[①]的消化过程或人体代谢规律；利用"天寒地冻"之象来比拟"寒则血凝泣"的血脉变化等。总之，中医学通过对"象"的类比推理，将人体五脏六腑与形体官窍、生理心理活动，乃至自然界的物象联系起来，着眼于事物在自然状态下整体变化的"象"，以"象"自然的功能动态性质为标准对事物进行分类，并最终通过"象"来界定脏的属性功用（详细内容见本书第三章）。

三、中医病理与取象归类

中医病因理论的建构同样离不开取象归类的思维方法，其典型代表即是

---

① 田代华整理.黄帝内经素问[M].北京：人民卫生出版社，2005：9.

中医对六淫的认识。六淫是以自然界风、寒、暑、湿、燥、火六种气候变化的不同特征，与人体疾病情况下的临床表现相类比，寻找两者之间的相似关系，以确定病因的名称。如自然界的风有善行数变、动摇不居的特点，因此临床上表现为游走多变、动摇震颤、发病突然、变化迅疾等类似自然界风之特点的病症，其病因多统归为风邪。对其他淫邪的认识，也与此基本相同，均是以临床症状特点模拟自然界气候特点所得到的结果。故中医病因学的六淫概念，虽仍然包含着气象因素的某些特征，但它主要是标示使人体产生六类症状证候的病因符号，是以机体整体反应为基准的关于外界病因的综合功能模型，而医者正是通过对这六类症状证候之象的探察来确定和推求六淫病因的①。

病机是病症变化过程中具有关键性主导地位的核心机制，是疾病的临床表现、发展转归和诊断治疗的内在依据。机，本义指机弩的发射装置，蕴含有"构造微小而精巧"的意象，有以小制大、执要御繁的特点，引申为能发动巨大变化的重要核心。可以说，病机是发病原因的最关键部分，是治疗上的最佳时机，或最有效的作用靶点。中医对病机的判断，多建立在对各层次、各要素之象进行综合分析集成的基础之上，充分体现了整体之象对疾病本质的综合反映。与此同时，临证过程中也要随时纠正某些所谓"假象"造成的偏差，使诊断结论更为准确。例如在格阳证中，将"身不恶寒、面赤如妆"等假热之象与"脉微欲绝、舌淡苔白"等真寒之象进行综合分析，方能得出其为真寒假热证的本质②。

中医的证是对病因、病机、病位、病性、病势等综合状态的描述与概括，因此证也是一种象。如寒热虚实之证，就是取自然温度之象或体质状态之象予以概括。再如八纲辨证中的表证，并不是说病证就实实在在处于"表"的位置上，而是表示该证具有初、轻、浅、外等意象特征。同理，热证也并非体温升高，而是一系列热之象的综合概括（详细内容见本书第三章）。

四、中医取象思维的感悟性、模糊性、偶然性特征

首先，取象比类注重对各类事物体验上的共性，更多涉及的是感觉或悟性

---

① 刘长林.内经的哲学和中医学的方法[M].北京：科学出版社，1982：193－194.
② 丁宝刚.基于象思维的吴鞠通学术思想研究[D].北京：北京中医药大学，2012.

上的相似或相通,而不是形态结构细节的相同,从而使看上去互不相干的事物可归为同一类。如五行学说就能把"心、火、小肠、舌、喜、笑、钩脉、苦味、夏季、暑热等"归为一类。换言之,取象归类注重"立象",而分析还原的概念思维在于"破象"。概念思维从感性认识上升到理性认识,抽去事物感性的一面,破除其表面现象而保留其共同性的本质。然而,意象思维的取象比类恰恰相反,它保留了事物感性的材料,强调能够使人们产生共同体验的"共象",从而进行比较、归类、贯通。这也就可以解释为什么中医能够通过"望、闻、问、切"四诊合参把握患者疾病的缘由(即通过"取象""征象"归类的辨证论治,从功能上掌握病患的证候,进而处方用药)。与之不同,现代医学则在诊断过程中需要通过化验、影像等技术,把患者的症状还原为标准量化的指标,来指导医师处方治疗①。

其次,由于意象的形成并非是对事物本质的抽象,而是取象的结果,不能脱离主观感性的"象"而独立存在。因此意象便很难进行严格确切的定义,故中医在表述人体生理现象和病理特征时,只能借助比喻、形容、象征等"援物比类"的方式来表达。如对藏象的比附,对脉象的描述,对六淫之象的病理概括等均反映出这种倾向。由于每个医家的知识背景和临床经验存在差异,使医家在取象时也表现出某些差异性,从而使辨治的过程与结果呈现出多姿多彩的面貌。

第三,在自然界,尽管各种领域、各个层次的"象"是千差万别的,但它们在各种不同的等级和范围内,在各种不同的层面上具有相同的特点和属性。各种不同象之间的必然联系,就是中医取象比类方法的客观基础。如果中医在取象的过程中,没有抽取出事物间本质和必然的联系,而只是表象的、偶然的、不确定的联系,就将其作为归类的基础,往往容易推出荒诞牵强的比附甚至是无稽之谈。如《素问·阴阳应象大论篇》中的"天不足西北,故西北方阴也,而人右耳目不如左明也;地不满东南,故东南方阳也,而人左手足不如右强也"②及《灵枢·邪客》中的"天圆地方,人头圆足方以应之"③等均属此类情况。因

① 刘佩珍,刘月生.论中医辨证论治的象思维特性[J].上海中医药大学学报,2008(5):24-26.
② 田代华整理.黄帝内经素问[M].北京:人民卫生出版社,2005:12.
③ 田代华、刘更生整理.灵枢经[M].北京:人民卫生出版社,2005:136.

此,对类比推导得出的结论,应持谨慎的态度认真分析,区别对待。类比结论是否可靠,取决于类比对象之间相似属性与推出属性的相关程度。当然,对于相关性较高的现象,如月球(阴历)对海水的作用及对人体可能产生的影响之间,动植物四季生长规律与人体功能可能存在的周年节律之间的类比则值得重视和进一步验证。如此审慎对待,意象思维的结论才有助于启迪思路,获得新知①。

第二节　据 象 类 推

类推,即用举一反三,引而伸之的方法去研究自然界的未知事物,意为在"仰观天象,俯察地理""近取诸身,远取诸物"的"观物取象"的基础上,以"类族辨物",并进一步"引而伸之,触类而长之",即触类旁通,由已知事物推广到其他未知的事物②。中国古代的科学方法具有勤于观察、善于类推、精于运数、重于应用和长于辨证的特点,而中医学正是中国古代科学的典型代表,据象类推的思维方式在中医学中被运用得淋漓尽致。在取象归类的基础上,依据象的意蕴而进一步推演络绎,是中医学经验总结与理论构建过程中重要的思路拓展方式。

一、据阴阳之象类推

阴阳源于对天地之象的观察③,故理解阴阳学说的内涵,一定离不开天文地理、历法纪时和自然四时之象。从冬至到夏至,整个自然界气候及生命万象变化趋于阳化。阳象的呈现,表现为阳光明媚,气温升高,水汽蒸腾,草木盛长,动物进入生殖繁衍高峰等时象变化。中华先民据此认为阳气具有明亮、温热、升散、宣浮、促动、升发等属性,而中医学据此类推阳气、阳经、阳病、阳证、阳药等属

---

① 蔡建鹰.古今中医哲理思维概论[M].北京:中国医药科技出版社,2005:9.
② 李德新.李德新中医基础理论讲稿[M].北京:人民卫生出版社,2008:80.
③ 谭春雨.中医发生学探微[M].北京:中国中医药出版社,2013:88.

性特点。从夏至到冬至,整个自然界气候及生命万象变化趋于阴化。阴象的呈现,表现阳光惨淡,气温降低,水凝霜雪,草木衰枯,动物进入生长发育低潮等时象变化。中华先民据此认为,阴气具有宁静、寒凉、晦暗、潜敛、沉降、杀藏等属性,而中医学据此类推阴气、阴脏腑、阴经、阴病、阴证、阴药等属性特点。

《素问·五运行大论篇》曰:"夫阴阳者,数之可十,推之可百,数之可千,推之可万。天地阴阳者,不以数推,以象之谓也。"①此文反映了据阴阳之象类推万物的广泛性。在《内经》中,凡属性相反者,如内外、出入、上下、升降、寒热、静躁等亦以阴阳来比拟象征,阴阳"其细无内,其大无外"的包容性即源于类推的结果。《内经》不仅以阴阳为"天地之道""万物之纲纪",更从阴阳之象类推出一系列中医的理论认识,如从"阴在内,阳之守也;阳在外,阴之使也"②(《灵枢·营卫生会》)类推出人体组织或功能上的互根互用;从"阴阳相错,而变由生"③(《素问·天元纪大论篇》)类推出生命(或人体)的发生机制;从"阴阳匀平,以充其形"④(《素问·调经论篇》)类推出中医的健康观;从"阴阳离合"⑤(《素问·阴阳离合论篇》)类推出"气里形表而相成"的生命过程;从"阴阳相移"⑥(《素问·疟论篇》)类推出病证转化的状态;从"阳生阴长,阳杀阴藏"⑦(《素问·阴阳应象大论篇》)类推出生物(人体)"生长壮老已"的客观规律;从"谨察阴阳所在而调之"⑧(《素问·至真要大论篇》)类推出治病的准则法度。可见,据阴阳之象类推人体生命现象的思维方式已充分浸入中医体系的骨髓血脉中而无法剥离。

二、据五行之象类推

先哲通过五行与其他事物之间"象"的相似性进行分类,并以此划分世界,

---

① 田代华整理.黄帝内经素问[M].北京:人民卫生出版社,2005:131.
② 田代华、刘更生整理.灵枢经[M].北京:人民卫生出版社,2005:54.
③ 田代华整理.黄帝内经素问[M].北京:人民卫生出版社,2005:129.
④ 田代华整理.黄帝内经素问[M].北京:人民卫生出版社,2005:118.
⑤ 田代华整理.黄帝内经素问[M].北京:人民卫生出版社,2005:13.
⑥ 田代华整理.黄帝内经素问[M].北京:人民卫生出版社,2005:69.
⑦ 田代华整理.黄帝内经素问[M].北京:人民卫生出版社,2005:9.
⑧ 田代华整理.黄帝内经素问[M].北京:人民卫生出版社,2005:177.

中医学则以五脏为核心,五脏配五行,将人体分为五大系统,运用五行的推演方法进行类推,从而形成了独具特色的五脏系统。五行归类的思维模式对中医学的作用在于,它促使人们从系统结构的角度认识人体,有助于比较辩证地认识人体局部与局部、局部与整体之间的有机联系,以及人体与自然或社会环境的统一。

　　具体而言,五行学说以"人与天地相参"①思想(《灵枢·岁露》)为指导,以五行为中心,以空间结构的五方、时间结构的五季,人体结构的五脏为基本框架,将自然界的各种事物和现象,以及人体的各类生理病理现象,按其属性进行归纳,即凡具有生发、柔和特性者统属于木;具有阳热、上炎特性者统属于火;具有长养、化育特性者统属于土;具有清静、肃杀特性者统属于金;具有寒冷、滋润、向下、闭藏特性者统属于水。从而将人的生命活动与自然界的事物和现象联系起来,形成了联系人体内外环境的五行结构系统,用以说明人体内部各系统以及人与自然环境的统一性。五行学说各以类相从并相互作用,组成了一幅有序平和、生机盎然的生存形态图②。

　　依靠类比推理,可以达到"以往知来,以见知隐"的目的。《墨子·小取》③载:"焉摹略万物之然,论求群言之比。以名举实,以辞抒意,以说出故;以类取,以类予。"因此,中医对人体组织结构进行五行归类时大量运用间接归类法,即是该逻辑的体现。如以脏的五行归属类推腑的五行归属,以脏腑的五行归属类推人体形窍志液的五行归属等。荀子在对自然界大量"象"观察的基础上,得出凡一种事物兴起,必定有其根源的结论。意为"类"乃是事物的本质,事物之间的"异"正是由于"类"的不同,各种事物服从于它们各自的规律,即"物类之起,必有所始……物各从其类也"(《荀子·劝学》)④。中医学中五脏系统的各自特征,正是源于其不同的五行归类模式。而现代中医五脏系统呈现出的复杂性或与五行属性不完全吻合的情况或许源于五行本身在其历史演变过程中形成的多种属性类推模式。

①　田代华、刘更生整理.灵枢经[M].北京:人民卫生出版社,2005:162.
②　李德新.李德新中医基础理论讲稿[M].北京:人民卫生出版社,2008:80.
③　墨子著,苏凤捷、程梅花注说.墨子[M].开封:河南大学出版社,2008:345.
④　荀况撰,廖名春、邹新明点校.荀子[M].沈阳:辽宁教育出版社,1997:1.

三、据卦象类推

《周易·系辞》谓:"是故易也者,象也;象也者,像也;像,相似之谓也。"孔颖达疏曰:"谓卦为万物象者,法象万物。"可见,取象归类是人们在思考问题过程中取已知之象或已知的事物类比需要说明的问题。

《周易》以"意象"为核心,以"卦象"为表达方式,通过三级结构的"象"的符号系统,提出了以"二分法"为特点的类比推理方法,即依据事物所表现出来的"象"(品态、性能),将天地万物分类,并得出自然和人世规律。中医借取了易学模式(包括卦象意蕴)来丰富自身的知识结构,如藏象学说与四时五方的配属与《河图》模式相一致;肝气左升,肺气右降类似于《河图》《洛书》的天体左旋运动;《灵枢·九宫八风》的"合八风虚实邪正"①的九幅图是《洛书》九宫图的翻版;《黄帝内经》中出现的某些数字,如《素问·金匮真言论篇》各脏的"其数×",运气七篇大论中的"灾×宫"均是《河图》《洛书》的方位数;三阴三阳的六经辨证模式依据《河图》《洛书》方位演绎,等等。可以说,没有易学的《河图》《洛书》模式(诸多卦画、卦象为表达工具),就不会有《内经》这样的藏象系统。后世医家中,《圣济经·精神内守章》以坎离二卦阐释精与神,如"天一而地二,北辨而南交,精神之运已行矣。拟之于象,则水火也。画之于卦,则坎离也"②;《素问玄机原病式·六气为病》云"金应于乾,乾为天,天为阳,为健,为动"③,即以《易》理述火热病机;《脾胃论·阴阳升降论》中以两仪四象阐释水谷气味的升降出入变化④等,无以不体现了运用卦象类推中医学的诸多学说。

中医则借用卦象来阐释医理,尤以运用坎离卦象类推心肾关系为代表。《周易》中坎卦内刚外柔,象征水或雨,能使万物滋养润泽;离卦阳气在外,象征太阳照耀,使万物干燥温暖。中医学将人体脏腑按八卦配属,其中离为心,坎为肾。心阳有温煦之功,肾有藏精主水之能,正可用坎离交济类比心火肾水的

① 田代华、刘更生整理.灵枢经[M].北京:人民卫生出版社,2005:154.
② 赵佶撰.吴禔注.刘淑清点校.圣济经[M].北京:人民卫生出版社,1990:5.
③ 刘完素撰.曹公寿、宗全和注释.素问玄机原病式[M].北京:人民卫生出版社,1983:36.
④ 湖南省中医药研究所.《脾胃论》注释[M].北京:人民卫生出版社,1976:344.

下交上蒸,更进一步类推健康人体内水火既济、上下交泰的和谐状态。

第三节　以象释道

　　意象思维以形象观察为开端,以"尽意悟道"为终点,强调"心智"作用,即《孟子·告子上》的"心之官则思,思则得知,不思则不得,此天之所与我者"之言[①]。由于作为最高理念的"道"难以用语言和概念穷尽表达(语言和概念有其局限性),唯有象才可"尽意"。因此,《老子》全书尽在释道,却不曾有一处给"道"下过定义,只是凭借各种各样的"象"对"道"加以描述,并通过这些"象"所透露出的意蕴来参悟"道"的深刻内涵。开篇老子便凭借"道可道,非常道"的感慨,来抒尽"以象释道"之缘由。

　　中医学理论体系的建立是中医临床实践过程中所积累的丰富经验与哲学思维相融合的产物。中医学借助中国古代的意象思维和原理,将其在医疗实践活动中积累的经验和通过观察而获得的大量感性资料上升为理性认识[②],更是由医术上升为医道的过程。宇宙万物的本原是道,其运化顺序为大道—精气(精神)—形象(物),即道产生精气,精气产生世间万千形象,通过有形之象可以观道、悟道。因此,中医学对于诸象的运用(如阴阳五行之象、气血之象、脏腑经络之象、四诊之象、药象等)构筑了意义宽泛的中医诸道。

一、天人合一的宇宙观

　　《吕氏春秋》在吸收先秦意象思维的基础上,提出天人合一理论。汉代名儒董仲舒杂糅了天人观和阴阳五行学说,建立了天人感应(天人相应)的系统模型。《内经》的天人观就是在《管子》《吕氏春秋》及董仲舒天人观基础上融合而成的。同时,从天人合一思想衍生出来的天人同构理论,也对中医学术体系

---

①　杨伯峻译注.孟子译注[M].北京:中华书局,2008:270.
②　毕思玲,张宇忠.论象思维在中医学中的应用[J].北京中医药大学学报,2016(4):277-280.

产生重要影响,如中医的同气相求理论。同气相求即指通过对事物进行"取象"或"运数"的分析而确定的同一类事物,在某一方面存在亲和感召、互补顺应、协调一致的联系和作用①。若两类事物在某些属性或关系上相似或相同则可推出其他方面也可能相同或相似。中医学也称之为"援物比类",即运用类比方法,将事物的形象与阴阳、五行属性相类比。中医学运用由此及彼、由表及里、由局部知整体、由阶段知趋势的思维方式即源于此。

"天人合一"思想是中国传统文化中的重要哲学命题,也是中医临证的指导思想之一。先贤运用阴阳、五行、精气等哲学工具,论述了天体演化、生命起源、人体生长发育以及病症发生发展规律,构成了中医防病、治病的独特理论体系,构成了法天则地、从容人事、致中求和的治疗思想,其中也包含着朴素的唯物观、整体观、联系观、运动观、发展观②。作为中医理论的基石,《内经》奠定了"天人合一"思想形成和发展的基础,其内涵体现了宇宙自然的宏观与人体生命现象的微观之间的和谐统一③。历代医家通过临床实践,也不断地继承和发扬这一指导思想,并将"人与天人相参"的理念传递于历代中医文献中。在当前文化复兴的背景下,中医"究天人之际,通疾病之变,循生生之道,谋天人合德"的天人观必将受到青睐。

二、四时运行的自然观

古代先民出于农业生产的特殊需求,非常注重时序对生活的影响。因此中国传统的农耕文化中孕育出"贵时"的观念。它引入中医学后,成就了四时运行的自然观与应时顺气的养生观。《素问·宝命全形论篇》说:"人以天地之气生,四时之法成。"④四时法则作为中国古人研究自然界气候变化规律抽象出来的理论,不仅说明人体与外在环境的密切联系,还用以阐明生命活动的基本规律,指导医学应用。

---

① 张俊龙.《周易》"同气相求"与中医理论[J].中医药研究,1997,13(6):1-3.
② 张丽霞,吴水盛.天人合一哲学思想对中医防病治病的影响[J].时珍国医国药,2009,20(4):1017-1019.
③ 王慧峰,严世芸.论藏象体系的天人气化和谐[J].中华中医药刊,2011(10):2296-2297.
④ 田代华整理.黄帝内经素问[M].北京:人民卫生出版社,2005:52.

以四季更替为例,草木的生发最能体现春季"天地俱生,万物以荣"的状态,所以在古人的思维世界中,木自然就成为春天形象的代名词。夏季的最大特点是酷暑炎热,《内经》用"其气高,其性速,其用燔灼,其化蕃茂,其类火"①(《素问·五常政大论篇》)来概括夏季的自然气候特点。秋天的气候变化导致万物消衰的现象,在生活类象上,非常神似于以刀斧杀伐自然界生命物质,故古人以金属刀斧的杀伐之性比喻秋天生命物质逐步消衰凋残之象。横亘在大地山川的冰雪是严冬阴寒之气封藏万物的践行者,所以在古人看来"水"无疑可以将冬季自然界万物的阴寒封藏之性形象传神地表现出来。

在远古时期,由于缺乏有效的科学技术手段,古人对天地自然、四时物候的形成机制研究只能依靠有限的生活实践进行类比、归纳、演绎等方式的思辨探讨。古人基于天文历法的四季物候气象感触,通过物候自然现象形式上的比类取象,探讨和总结自然界四季气象物候特点及其形成机制②,从而对中医重视自然、时令、节气的理念产生深远影响。

三、身国一理的社会观

以身喻国,视国如身,是中医对人体的典型诠释方式。古代学者在人体脏腑功能和国家官员职能之间比类、参照,由此将对藏象的认识推向深入。《素问·灵兰秘典论篇》将人体脏腑与社会系统相类比,不仅说明五脏六腑是统一和谐的整体,同时也阐述了五脏六腑的主要生理功能及地位。由国家之各部门"不得相失",类比出人体各组织系统也必须信息畅通、动作协调,生命才能正常运行;由国家命脉系于君主是否明智,如《素问·灵兰秘典论篇》提到的"主明则下安""主不明则十二官危"③,类比出维系生命的关键在于心之神明是否健全。诚如《抱朴子内篇·地真》④云:"一人之身,一国之象也。胸腹之位,

---

①　田代华整理.黄帝内经素问[M].北京:人民卫生出版社,2005:145.

②　谭春雨,方力行,陶御风.五行名义的四时象理内涵探考[J].中华中医药学刊,2007,25(3):510-512.

③　田代华整理.黄帝内经素问[M].北京:人民卫生出版社,2005:17.

④　葛洪著,葛洪研究会、梅全喜、郝近大、冉懋雄、胡晓峰编译.《抱朴子内篇》今译[M].北京:中国中医药出版社,1997:171.

犹宫室也。四肢之列,犹郊境也。骨节之分,犹百官也。神犹君也。血犹民也。能知治身,则知治国矣。夫爱其民所以安其国,养其气所以全其身。民散则国亡,气竭则身死。"

再如《医学源流论·病随国运论》①亦云:"宋之末造,中原失陷,主弱臣弛,张洁古、李东垣辈立方,皆以补中宫,健脾胃,用刚燥扶阳之药为主,《局方》亦然。至于明季,主暗臣专,膏泽不下于民,故丹溪以下诸医,皆以补阴益下为主。至于我朝,运当极隆之会,圣圣相承,大权独揽,朝纲整肃,惠泽旁流,此阳盛于上之明征也。"尽管此段论述略显牵强附会之意和阿谀逢迎之态,但从国运之象论疾病之征,却是医家内心中"身国一理"思想的自然流露。

四、以气为本的人体观

以气为本的人体观导源于先秦各家的气论。无论是《管子》的精气论,还是《鹖冠子》的天气论,乃至《庄子》的"通天下一气耳",都认为人生命的本质是气。气是中国传统哲学和科学的初始观念,也是贯穿中国传统学术发展的主要范畴。气的理论被引入中医学中,又在中医学的实践中有了新的认识,两者相互润染,共襄见道。中医根据"天地合气,命之曰人"的基本观点,以人体之气为核心,从人气与天地之气的关系来论述人体之气在生命过程中的气化规律。故气是真实存在而至精至微的生命物质,是生命活动的物质基础,负载着各种生命现象,参与着各种生命物质的代谢过程,维系着人与自然的物质交换,构筑了神志活动的物质基础。总之,《内经》一书处处言气,并传递着"善言气者,必彰于物"的理念。

五、正邪相争的疾病观

古人以不正为邪。中医学以正气和邪气相争之胜负过程概述人体健康和

---

① 徐大椿著,张晖、王海燕点校.徐大椿洄溪医案:附医学源流论[M].北京:人民军医出版社,2011:106.

疾病，认为健康和疾病都是生命过程，体现于正邪相争的状态。疾病的发生、发展、向愈或恶化均与正邪盛衰有密切关系。中医学从正邪相搏的角度，来认识人体发病的原理，认为正邪相搏，是疾病从发生、发展、预后、转归的病证过程中，最基本的具有普遍意义的规律，影响指导着中医辨证与治疗。正气能战胜邪气或两者处于平和状态为健康，否则为疾病，以邪气为病因。"正气存内""正气内乱""邪之所凑""虚邪贼风"等语皆是对人体发病基本规律的说明。因此，在治疗上，中医主张统筹兼顾扶正与祛邪两个方面的同时，特别注重扶正。扶正就是培补人体的正气，增强体质，提高抗病能力，如果正气充盛，邪气自然容易祛除。

六、以平为期的康寿观

"平人"是《内经》关于健康状态的高度概括。《灵枢·终始》谓："所谓平人者不病，不病者，脉口人迎应四时也，上下相应而俱往来也，六经之脉不结动也，本末之，寒温之，相守司也。形肉血气必相称也，是谓平人。"①《素问·调经论篇》对健康做了更为凝练的概括："阴阳匀平，以充其形，九候若一，命曰平人。"②因此，"平人"包括人的心身健康及与四时、环境、社会变化方面的协调平衡。"以平为期"是中医理念下追求的康寿目标的高度概括。中医在实践活动的基础上，以儒家和道家的中和、平衡等思想为指导，以类比、演绎、外揣等为具体的思维方法，对人体生命活动的正常和异常以及维持正常和纠正异常过程进行理性的认识、归纳和总结。因此，阴阳失衡是发病之总因，调整平衡则是治疗的总则。诚如《素问·至真要大论篇》言："谨察阴阳所在而调之，以平为期。"③

---

① 田代华、刘更生整理.灵枢经[M].北京：人民卫生出版社，2005：26.
② 田代华整理.黄帝内经素问[M].北京：人民卫生出版社，2005：116.
③ 田代华整理.黄帝内经素问[M].北京：人民卫生出版社，2005：177.

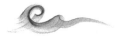

第三章
独具特色的中医意象思维

意象思维作为中国古代极具特色的思维方式之一，深刻影响着先民的生活、生产实践活动，促进了古代科技发明与创造，《周易·系辞》已对意象思维的形成与应用作过系统表述。成书于秦汉时期的《黄帝内经》，在构建其理论体系的过程中必然受当时的主导思维——意象思维的渗透与指导，同时意象思维的内涵和价值亦通过中医学而得到极致的展现和不断的完善。兹将意象思维对中医藏象理论、气血理论、经络理论、禀质理论、病因理论、药物理论、治疗理论的影响与渗透逐一展开论述，进而揭示独具特色的中医思维模式，以此印证中国传统医学中的意象思维与中华传统文化中的意象思维是一脉相承的。

第一节　意象思维与藏象学说

　　藏象学说是中医基础理论的核心内容之一。中医学对于人体生命、健康、疾病等的认识，很大程度上体现在藏象学说之中。藏象学说的形成虽有一定的古代解剖知识作为认识基础，但其主要立足于"有诸内必形诸外"的研究方法，古称"司外揣内"。此处所言的"诸外""司外"，即是指人体表现于外的生理病理现象以及所通应的自然界事物和现象。古代医家运用司外揣内的方法，通过对人体生理病理现象，乃至于天地万物之象的观察，以此研究人体各脏腑的生理功能、病理变化及其相互关系。这种以"象"测"藏"的观察、思辨的结果，形成了独具特色的中医学关于人体生理病理的系统理论。

一、藏象原旨体现意象思维

　　"藏"，古义良多。《说文解字》释"藏"曰："《汉书》通用臧字。"[1]指出"藏"古作"臧"。《说文解字注》谓："臧，善也……凡物善者，必隐于内也。"[2]认为"藏"

---

① 许慎撰.说文解字[M].北京：中华书局，1963：27.
② 许慎撰，段玉裁注.说文解字注[M].上海：上海古籍出版社，1981：118.

078

是储藏珍品的场所,可作"善物"解;同时,既是收藏珍贵之物,自然不可轻易外泄,故"藏"又有"隐藏"之义。《汉书补注·食货志》云"府臧不实"①,作"库藏(仓库)"解;《汉书补注·王吉传》云"吸新吐故,以练藏"②,作"内藏"解。贾公彦注疏《周礼·天官冢宰》之"参之以九藏之动"时云:"正藏五者,谓五藏肺、心、肝、脾、肾,并气之所藏,故得正藏之名"③,作"五脏"解。目前学者对"藏"的认识已基本趋于一致,即"藏"是指藏于体内的脏腑,包括五脏、六腑、奇恒之腑等,它们以五脏为中心构成五个生理病理系统。而与"五藏"相联系的骨骼、血脉、筋膜、肌肉等组织,也可以认为是从属于"五藏"的组成部分。

细溯"藏象"之"藏"字演进,其最初含义当指有形可见的具有不同功能的实质性脏器,这是由古代解剖观察而直接获得的认识。如《灵枢·肠胃》载:"胃纡曲屈,伸之长二尺六寸,大一尺五寸,径五寸,大容三斗五升。"《难经·四十二难》亦有:"肝重四斤四两,左三叶,右四叶,凡七叶。""胆在肝之短叶间,重三两三铢,盛精汁三合。"④以上原文对胃、肝、胆等脏腑重量、体积、内容物等较为具体的描述均属解剖学认知,可见古代解剖学知识是先贤认识人体脏腑形质的基本方法,对藏象学说的形成起了一定作用,这或许就是中医脏腑与西医脏器同名且有部分功能相似的缘由。但受当时科学水平发展的限制,先贤无法对内脏的细微结构进行深入研究,古代解剖知识无法完全承担构建医学体系的重任,故先贤不得不借用哲学思辨,通过"由表及里"地观察、分析与归纳,以推测脏腑的实质和功能,故"藏"之内涵不再单纯指实质性脏器,而是概括了人体某一系统的生理功能和病理变化,是一个功能性概念。如"肝主疏泄"功能的认识,就是主要通过哲学思辨和整体观察推理而赋予肝藏的功能表达。

因此,"藏"的概念不仅是一个解剖概念(即脏器的概念),更重要的是一个侧重于生理病理学的综合系统概念。"藏"的结构可以认为是形态性结构与功能性结构的共同体,故"藏"有别于脏器。脏器,一般是指人体器官的现代解剖学概念,特指其具体的形态结构及生理功能。而"藏"是中医学中特有的术语,

---

①　王先谦撰.汉书补注[M].北京:中华书局,1983:528.
②　王先谦撰.汉书补注[M].北京:中华书局,1983:1342.
③　郑玄注.贾公彦疏.周礼注疏[M].上海:上海古籍出版社,1990:73.
④　孙桐.难经[M].北京:中国医药科技出版社,1998:63.

有时单指"藏精气而不泻"的心、肝、肺、脾、肾"五脏";有时泛指体内所有的"脏腑",包括五脏、六腑、奇恒之腑等。

中医藏象学说的建构始于古代解剖,其形成又与对人体生理、病理现象的长期观察与临床实践的不断积累密切相关。《黄帝内经》对人体五脏六腑的认识,有时指向解剖实体之脏器,更多时候受古代阴阳、五行哲学思想的深刻影响,指五藏。因此,作为"藏象"之"象"的概念又具有多种含义,兹分数如下①。

首先,"藏象"之"象"具有形象之意,指脏腑的具体形态结构。诚如"心",是个象形文字,象形人体之实体器官的心脏,如《说文解字》云:"人心,土藏,在身之中,象形。"②《医学入门·脏腑》曰:"心者,一身之主,君主之官。有血肉之心,形如未开莲花,居肺下肝上是也。"③

其次,"藏象"之"象"更多泛指一切可见的或可感知的现象、征象,即为脏腑生理功能、病理变化的外在表现。《素问·六节藏象论篇》载:"帝曰,藏象何如?岐伯曰:心者,生之本,神之变也,其华在面,其充在血脉,为阳中之太阳,通于夏气;肺者,气之本,魄之处也,其华在毛,其充在皮,为阳中之太阴,通于秋气……"唐代王冰对此注曰:"象,谓所见(见,通'现')于外,可阅者也。"④明代张介宾在《类经·藏象类》中亦注:"象,形象也。藏居于内,形见于外,故曰藏象。"⑤据此可知,"藏象"之"象"是指脏腑表现于外的生理、病理征象。

最后,"藏象"之"象"具古代哲学思维的特点,含有想象、取象比类之意。如将脏腑与自然界四时阴阳五行等相通应的事物、现象进行类比,经抽象思维,寻找对应关系。《素问·五脏生成篇》有论:"夫脉小、大、滑、涩、浮、沉,可以指别;五脏之象,可以类推。"王冰对此注云:"象,为气象也,言五脏虽隐而不见,然其气象性用,尤可以物类推之。何者?肝象木而曲直,心象火而炎上,脾象土而安静,肺象金而刚决,肾象水而润下。夫如是,皆大举宗兆,其中随事变化,象法旁通者,可以同类而推之尔。"⑥清代张志聪《素问集注》云:"象者,像

① 王颖晓.李其忠.藏象之"象"含义探析[J].上海中医药大学学报,2006,20(4):45-47.
② 许慎.说文解字[M].北京:中华书局,1963:217.
③ 李梴著,金嫣莉、何源、乔云兵注.医学入门[M].北京:中国中医药出版社,1995:59.
④ 王冰撰注.鲁兆麟等点校.黄帝内经素问[M].沈阳:辽宁科学技术出版社,1997:20.
⑤ 张介宾.类经[M].北京:人民卫生出版社,1965:33.
⑥ 王冰撰注.鲁兆麟等点校.黄帝内经素问[M].沈阳:辽宁科学技术出版社,1997:22.

也。论脏腑之形象，以应天地之阴阳也。"①以上所引原文无不指出"象"是与天地、阴阳、五行相应的脏腑内在的、本质的一种意象，具有想象、联想之义，含取象比类、推演络绎的思维过程。

由此可见，"藏象"之"象"，自脏腑的具体形态始，经过直观观察、抽象思维，找出脏腑与形体官窍、四时气候阴阳等各种事物之间联系，进而与五行特性相比较，以五行之物的特性作为脏腑功能的法象，根据五行之"象"，将自然界与人体分为五类，形成藏象体系。

综上所述，藏象概念及其理论体系的建立，虽有其一定的古代解剖知识作为认识基础，但其主要立足于"有诸内必形诸外"的研究方法，古称"司外揣内"。这种以"象"测"藏"的观察、思辨的结果，必将使藏象含义远远超越人体解剖学所指的脏器范围，形成了独具特色的中医学关于人体生理病理的系统理论。藏象含义的核心不仅在"藏"，更在于"象"。先贤对于藏象的认知是以"象"类推"藏"之含义。

二、援物释藏

援物比类，又称取象比类，是运用形象思维，根据被研究对象与已知对象在某些方面的相似或相同（取象、援物），从而认为两者在其他方面也有可能相似或类同（比类），并由此推导出被研究对象某些方面性状的逻辑方法②。先民时常援引自然界中一些与人体生理功能相似的规律性，用以阐释人体的生理病理变化。《内经》对此就有着丰富的论述，如"天地阴阳者，不以数推，以象谓之"（《素问·五运行大论篇》），"圣人之治病，循法守度，援物比类，化之冥冥""不引比类，是知不明"（《素问·示从容论篇》）等，经文提示援物比类是先贤认识自然界和人体最主要的思维方式之一。受意象思维影响，古代医家将人体与自然视为同一大类，善于以自然界的事物、社会生活现象等来说明人体脏腑的生理功能与生理特性。兹以援物象释藏、援官象释藏、援四时象释藏分

---

① 张隐菴.黄帝内经素问集注[M].上海：上海科学技术出版社，1959：41.
② 李如辉，王荣平，郭淑芳.《黄帝内经》对"援物比类"方法的态度及其应用的哲学前提[J].中华中医药杂志，2013，28(3)：602-604.

析之。

1. 援物象释藏　藏象学说中,援日常生活中可见的具体事物之象以形象解释脏腑生理功能、生理特性的例子比比皆是。兹以肺为例,说明如下。

《灵枢·九针论》有"肺者,五脏六腑之盖也"之述,《类经·藏象类》亦云:"五脏之应天者肺,故肺为五脏六腑之盖。"上文所言"盖"本义为具有从上往下遮掩作用的东西,此处意指肺在人体五脏六腑中所居位置最高,覆盖诸脏。《中藏经·论肺脏虚实寒热生死逆顺脉证》释曰:"肺者,魄之舍,生气之源,号为上将军,乃五脏之华盖也。"[1]上文"华盖"本义是指帝王或贵官出行时车上的伞形顶盖,其位高高在上,具有保护帝王或贵官之用。先贤之所以将肺比拟为"华盖",实乃因脏腑之中,肺所居位置最高,其下覆心君和诸脏腑,且肺气运动总趋向以向下为主,如此方可向下、向内输送水谷精微、气、津液等至各脏腑而为其所用。肺的居位及其所具有的肃降的生理特性,犹如"相傅"能辅佐心君治理国家,故先贤以"华盖"比拟肺之居位和助心调节全身脏腑的功能。正如《大众医药·卫生门》所言"肺居五脏最高之部位,因其高,故曰盖。因其主气,为一身之纲领。恰如花开向荣,色泽流霞,轻清之体,华然光采,故曰华盖"[2]。由此可见,肺为华盖是对肺在五脏中位居最高和保护脏腑、抵御外邪、统领一身之气作用的高度概括。

后世医家援引"蜂巢""风箱"不仅从解剖角度言肺叶形态,更多的是从功能角度说明肺主呼吸。如《医贯·内经十二官论》云肺"虚如蜂窠,下无透窍,故吸之则满,呼之则虚,一呼一吸,本之有源,无有穷也"[3];《经络汇编·脏腑联络分合详说》亦云肺"有二十四空,虚如蜂窠,下无透窍,故吸之则满,呼之则虚,一呼一吸,消息自然,无有穷也"[4],上文均指出肺"虚如蜂巢"的形态与肺的呼吸运动密切相关。而贤哲所言"肺有二十四空",或指今之肺叶段支气管腔。囿于当时条件,凭肉眼仅能辨认出尸体肺叶及肺段支气管等较大管腔,至于数量上是否正好是二十四空,则不必苛求。这些肺叶与段支气管管腔使肺看上

① 华佗撰,农汉才点校.中藏经[M].北京:学苑出版社,2007:36.
② 吴克潜.大众医药[M].上海:大众书局,1933.
③ 宴婷婷校注.医贯[M].北京:中国中医药出版社,2009:3.
④ 翟良纂,李生绍、赵昕、唐洁人点校.经络汇编[M].2版.北京:中医古籍出版社,1999:186-187.

去确如空的蜂窠,下接更细的细支气管、毛细支气管,直到肺泡为止,没有出口。故肺"虚如蜂窠,下无透窍"的描述,不仅指代肺是含气器官,更多是从生理功能角度言肺主司吸清呼浊的呼吸运动,实现体内外气体交换,进而保证人体之气清浊分流,生命活动得以正常进行。故《医宗必读·改正内景脏腑图》引华元化之言曰:"(肺)一呼一吸,消息自然,司清浊之运化,为人身之橐龠。"①此处"橐龠"原指古代鼓风吹火用的器具,是风箱的前身,此处以"橐龠"之鼓风作用喻指肺主气,司呼吸,调节气机的功能。

2. 援官象释藏　官制是政权机构的重要组织制度,自奴隶社会始就已经出现官职,如《周礼·天官冢宰》载"设官分职,以为民极"②,指出周代设置各类官职旨在为国内民众树立效法的榜样,提示官职制度的设立具有重要社会意义。进入封建社会后,封建职官制度逐渐完善,各级官职结构固定,分工更加明确,官制遂用于指代人在社会中的地位。

受官制文化的影响,古代医家直接援引社会官制来说明人体各脏腑的生理功能特点。《素问·灵兰秘典论篇》所载"心者,君主之官也,神明出焉。肺者,相傅之官,治节出焉。肝者,将军之官,谋虑出焉。胆者,中正之官,决断出焉。膻中者,臣使之官,喜乐出焉。脾胃者,仓廪之官,五味出焉。大肠者,传道之官,变化出焉。小肠者,受盛之官,化物出焉。肾者,作强之官,伎巧出焉。三焦者,决渎之官,水道出焉。膀胱者,州都之官,津液藏焉,气化则能出矣",即是借用或仿制官职以指代脏腑的某一生理功能。现以五脏为例,阐释脏腑生理功能及其在人体中的地位与官职之间的相似性。

(1)心者,君主之官:君主乃一国之统治者,其位居最高地位。心主神明,不仅主持调节人的精神意识、思维活动,还主持调节全身各脏腑的功能活动。心对人体生命活动中的主宰、统帅作用,恰似古代君主对一国之统治作用,故先贤将心比作"君主之官",以期借君主之象明确心在五脏整体系统中的统治地位。正如《荀子·天论》曰:"心居中虚,以治五官,夫是之谓天君。"③《管子·

①　李中梓著,徐荣斋、范永升点校.医宗必读[M].上海:上海科学技术出版社,1987:18.
②　徐正英、常佩雨译注.周礼[M].北京:中华书局,2014:2.
③　杨倞注,耿芸标校.荀子[M].上海:上海古籍出版社,2014:199.

心术上》云:"心之在体,君之位也。"①《灵枢·邪客》称心为"五脏六腑之大主也,精神之所舍也"。《素问·灵兰秘典论》又言"主明则下安……主不明则十二官危"。上述诸论均旨在强调心在人体生命活动中起着主宰作用。可见,心是生命之本,决定着人的生死存亡。正因心为君主之官,故古代医家都十分重视心的作用,在治疗上特别注意保护心。

(2)肺者,相傅之官:肺与心,同居膈上,位置毗邻。肺上翼心君,下覆诸脏,位高宜降,且助心行血,体现了肺对心君的辅佐和对机体诸多功能的调节作用。肺的这一功能恰如宰相辅助君主处理一切国事,故先贤将肺喻为"相傅之官"。诚如《素问·痿论篇》言:"肺者,脏之长也,为心之盖也。"《灵枢·九针论》谓:"肺者,五藏六府之盖也。"《类经·藏象类》对此注疏说:"肺与心,皆居膈上,位高近君,犹之宰辅。"②以上原文均强调肺对心之功能的辅佐作用。

(3)肝者,将军之官:从文字学角度而言,"肝"字含有易产生触犯、干犯的行为之义。就功能而言,肝职司调一身之气血,促各脏腑之功能发挥,助心君调诸脏关系之能。肝气升发能启迪诸脏,使诸脏之气生升有由,化育既施则气血冲和,五脏安定,生机不息。肝的这一功能与将军拥有抵御外敌入侵、捍卫国家安全之职有相通之处,故肝亦谓之"将军之官"。又因将军多有勇有谋,故先贤将人所具有的谋虑功能赋予肝。由此则有肝气不足,则遇事犹豫不决;肝气亢盛,则处事失于严谨之论。

(4)脾胃者,仓廪之官:先秦时期并无"仓廪"官名,但周代有"仓人""廪人"之职。《周礼·地官司徒》曰:"仓人,掌粟入之藏,辨九谷之物。"③"廪人,掌九谷之数。"④意指"仓人"之职是辨别和储藏谷物,"廪人"之职是掌控谷物进出之数量。《荀子·富国》注"垣窌仓廪者"时云"谷藏曰仓,米藏曰廪"⑤,可见仓、廪均是储藏粮食的地方,其中"仓"用以储藏未经加工的粮食(谷),"廪"用于储藏已经加工的可以食用的粮食(米)。由此可推知,仓廪之人的职责即是负责

---

① 管仲撰.梁运华点校.管子[M].沈阳:辽宁教育出版社,1997:115.
② 张介宾.类经[M].北京:人民卫生出版社,1965:30.
③ 徐正英、常佩雨译注.周礼[M].北京:中华书局,2014:370.
④ 徐正英、常佩雨译注.周礼[M].北京:中华书局,2014:366.
⑤ 杨倞注.耿芸标校.荀子[M].上海:上海古籍出版社,2014:121.

粮食储存、区分及转输。

饮食物由口入胃后暂时停留于胃，由胃进行初步消化，故《素问·五脏别论篇》云："胃为水谷之海……五味入口，藏于胃。"《灵枢·胀论》亦云："胃者，太仓也。"胃接受刚刚入口未被消化的食物并对其腐熟的功能，与"仓"储存未经处理杂粮的作用相似，故先贤用"太仓"隐喻胃的受纳功能。与此同时，脾将经胃腐熟而成的水谷进一步消化、吸收和转输，化生气血，营养全身，脾运化水谷的功能与"廪"储存精细粮食的作用类似。脾胃对水谷受纳、腐熟、运化之生理功能恰如仓人、廪人两官调配粮食，以供国需。受此启发，先贤将"仓人""廪人"合称而仿制了"仓廪之官"，将脾胃称为"仓廪之官"。

（5）肾者，作强之官：肾藏精，主生长发育与生殖，为"先天之本"。肾精充足则骨骼强健，精力充沛，思维敏捷，生殖（性）功能旺盛。《黄帝内经》以降及至今日，对于"作强"的诸般解释，约之大致有三[①]：① 指男女性功能及生殖。② 指动作强劲有力。③ 综合以上两说，指体力、脑力以及男女两性方面所具之生殖能力。因肾藏精，主生长发育与生殖，与"作强"之意吻合，故先贤仿制"作强之官"以喻指肾藏精功能。

可见，在官制文化影响下，先贤或承袭古代官名或仿制官职，以不同官职比拟脏腑，借官职大小、贵贱以说明脏腑在人体生命活动中的地位、作用及相互关系，这是对古代官制文化的继承和发展，以便使后学能更形象、生动地理解各脏腑的主要生理功能。由此可知，"藏"是各类代表功能属性的"象"的集合。

3. 援四时象释藏　我国是传统的农耕社会。古人习惯通过观测气候和物候之象，以期适应气候变化、抵御气候灾害以及指导农业生产。《山海经》中就有根据太阳起落，判断季节和月份的记述。

古人观察到一年四季自然界会呈现出规律性的周期现象，如花开花落之象、草绿草黄之象、鸟儿迁徙之象、植物生长之象等。在这一思路引领下，中华先民进一步认识到，绝大多数植物和动物的生长发育变化，都有其稳定的气候对应关系及时间周期规律。每至气候转暖、冰雪融化时，自然界的草木便发芽

---

① 李如辉."肾者，作强之官，伎巧出焉"的发生学原理[J].浙江中医学院学报.2001,25(2)：6-7.

吐绿而露出生机之象。而每至气候转凉,风霜雪雨降临时,自然界的植物也多随之枯黄凋落而出现萧瑟之象。这些有形有象、稳定直观、俯察即得的自然生命现象,是先贤判断气候变化、时令周期的理想参照。正是基于这种对自然界生命物候的长期观察和经验积累,古人逐步获得春、夏、秋、冬的四时之分。

随着认识的日益深入发展,在经历漫长的实践与体验之后,中华先民还逐渐意识到,这种自然界生命物候变化规律的根源在于太阳的时空运行规律。

古人发现,一天之中,气温变化和太阳的运动规律关系密切。日出东方之时,自然界的气温开始逐步升高;日照当头,气温达到一日最高点;随着日落西山,气温又逐渐回落;子夜鸡鸣时分,气温则逐渐降至一日最低点。

此外,先民通过长期观测,亦发现自然界千姿百态的日影变化。就一日而言:晨曦之时,自然万物在日之西侧拖出长长的影子,之后逐渐缩短;正午之后,日影开始偏移至东侧,后日影渐长;至日落西山之时,东侧物影长至极点。就一年而论:严冬冰雪之际,物之日影最长,之后逐渐缩短;待到炎夏之时,日影缩至最短,此后又开始逐渐延长;到冬至时日影延至最长①。

进一步研究发现,年周期中日影的长短变化与自然界气候物候的变化有着稳定的对应关系。如日影最长之时(严冬之际),天寒地冻,冰霜覆裹大地,草木枯晦,花朵凋零,动物蛰伏,天地一片萧瑟静寂之象。日影渐渐缩短之时,气温逐渐上升,万物呈现复苏之势。至日影最短之时(炎夏之际),酷暑炙烤大地,万物生命繁茂极盛。值此之后,日影又渐长,万物遂逐渐由盛转衰。

由此,先哲将一年中正午时分竿影最短的一天定为夏至,最长的一天定为冬至,竿影最长和最短中间状态时则为春分或秋分,从而确定了冬至、夏至、春分、秋分。

人为万物之一,以天地之气生。藏象学说的构建受启于古人对四时变化认知的影响,按同气相求的原则,先贤每以四时气候、物候变化之象解释脏腑功能特点、病理变化及其疾病传变。如:

(1)以四时之变应五脏生理病理特性:人体生理功能会随着四时之生长收藏变化而发生相应的改变。《素问·阴阳应象大论篇》指出:"天有四时五

---

① 谭春雨.中医发生学探微[M].北京:中国中医药出版社,2013:56.

行，以生长收藏，以生寒暑燥风；人有五脏化五气，以生喜怒悲忧恐。"由此，《素问·金匮真言论篇》有"五脏应四时，各有收受"之说。五脏应四时，顺之则健，逆之则病。现以五脏为例，说明五脏与时令的对应关系及其运用。

心五行属火，为阳中之阳，以阳气为用。夏季以火热为主，在人体则心为阳脏而主阳气，故心与夏气相通。王冰注《素问·六节藏象论篇》之"心者……为阳中之阳，通于夏气"时言："心主于夏，气合太阳，以太阳居夏火之中，故曰阳中之太阳，通于夏气也。"[1]心通夏气的意义在于：生理上夏季心的阳气最为旺盛；病理上夏季气候炎热，火气偏盛，一旦夏火（热）过盛则以伤及心的病变多见。故《素问·四气调神论篇》曰："逆夏气则太阳不长，心气内洞。"《素问·金匮真言论篇》谓："南风生于夏，病在心，俞在胸胁。"《素问·藏气法时论篇》言："病在心，愈在长夏。长夏不愈，甚于冬，冬不死，持于春，起于夏。"以上经文说明，夏季火热偏盛，人体若不能与之相适应，则易诱发心系疾病或使原本心阴虚患者病情加重；心之阳气在夏季最旺盛，故一般而言，原本心阳虚患者常可在夏季病情有所缓解。又因春属木，木能生火，冬属水，水能克火，故心病逢春则有望好转，遇冬则可加重。

秋气者，金气也。金性清凉肃杀，故时令至秋，则暑去而凉生，果成而草木皆凋。秋季气候清肃，空气明润。人体之肺，性喜清润，不耐寒热，主肃降下行，为阳中之阴，同气相求，肺与秋气相应。《素问·六节藏象论篇》曰：肺为"阳中太阴，通于秋气"。秋气之肃杀，是对夏气盛长太过的削减；肺气之肃降，是对心火上炎太过的制约。肺与秋气相通，故肺气应秋而旺。肺气之旺，是肺制约功能的充分体现，亦犹秋气之旺，乃肃杀之令严明也。时至秋日，人体气血运行亦随"秋收"之气而敛降，逐渐向"冬藏"过渡。故秋季养生应顺其气而渐收，作息上早睡早起以使神志安宁，故《素问·四气调神大论篇》云："秋三月，此谓容平，天气以急，地气以明，早卧早起，与鸡俱兴，使志安宁，以缓秋刑；收敛神气，使秋气平；无外其志，使肺气清，此秋气之应，养收之道也。"否则，"逆之则伤肺，冬为飧泄，奉藏者少"。据此在治疗上则应注意，秋季不可过于

---

[1]　王冰撰注.鲁兆麟等点校.黄帝内经素问[M].沈阳：辽宁科学技术出版社，1997：20.

发散肺气,而应助其收降方为顺①。

对于脾之所主时令,《内经》有脾主四时之末、脾主长夏两种说法,其论可见于《素问·太阴阳明论篇》之"脾者土也,治中央,常以四时长五脏,各十八日寄治,不得独主于时也"和《素问·藏气法时论篇》之"脾主长夏,足太阴阳明主治,其日戊己"。这一看似矛盾的理论的产生主要是由于人们对方位和时令的认识不同,对五行与方位、时令的配属的看法不一致所致。

在五行与时空的配属关系中,木、火、金、水分属春、夏、秋、冬四季与东、西、南、北四方,土位居中央,对此各家所论皆相一致,所不同者是土如何主时。《管子·四时》认为土旺四季或寄旺于四季之末十八日②;《管子·五行》③《春秋繁露·治水五行》④认为土与木、火、金、水平分一年,各主七十二日,亦即四时之末;《淮南子·时则训》⑤则认为土主季夏。季夏为夏季的最后一个月,即农历六月。由此则有脾主四时之末和脾主长夏之说。有学者指出脾主四时是从土居五行五方之中央以养万物立论,脾主长夏是从五行时序之中央以运化立论⑥。笔者认为,不管是脾主四时之末还是脾主长夏,其论之异缘于土究竟如何主时。就五行归类而言,脾属土历来并无疑义。土辖四行以养万物;脾主运化,化生气血而养诸脏,两者属性类似。无论脾主何时,均旨在强调脾主运化,为后天之本的重要性。

其实脾主四时之末与脾主长夏是统一的。《华氏中藏经·论脾脏虚实寒热生死逆顺脉证之法》云"脾者土也……王于四季,正王长夏"⑦。文中"正王"可以理解为"最旺"(此处"王"通"旺")。由此可知,脾虽旺于四时,而以长夏为最旺。这一认识的获得乃是据五行之中"土"之特性(即土居中央而兼四旁)类比而来。脾主四时与脾主长夏两者可以统一在脾属土行,土在五行中居中央而兼顾其他四行这一前提之下,故两者又有共同之处⑧。有资料显示,脾主长

---

① 王新华.中医药高级丛书·中医基础理论[M].北京:人民卫生出版社,2001:179.
② 管仲撰.梁运华点校.管子[M].沈阳:辽宁教育出版社,1997:125.
③ 管仲撰.梁运华点校.管子[M].沈阳:辽宁教育出版社,1997:127.
④ 凌曙注.春秋繁露[M].北京:中华书局,1975:477-478.
⑤ 刘安等编著,高诱注.淮南子[M].上海:上海古籍出版社,1989:52.
⑥ 胡正芬,郑红斌.脾主时令形成渊源初探[J].国医论坛,2007,22(3):18-19.
⑦ 华佗撰.孙星衍校.华氏中藏经[M].上海:商务印书馆,1956:15.
⑧ 王洪图.内经选读[M].北京:中国中医药出版社,1999:280.

夏(包括脾主季夏)在《内经》出现共计 30 处,说明《内经》占主导地位的是脾主长夏。脾主长夏主导地位的确立与五脏概念的最终确立是分不开的。为了寻求五脏与四时之间的对应关系,《内经》在四季之中增加长夏一季,并根据长夏主湿主化的特点使之与脾相配并在藏象学说中最终占主导地位①。

　　春为四季之始,阳气始发,内孕生生之机;肝气喜升发、条达,肝气升发能启迪诸脏,诸脏之气生机有由,由此可知肝与春季通应,亦是同气相求的结果。《素问·六节藏象论篇》曰:"肝者……为阳中之少阳,通于春气。"《素问·诊要经终论篇》亦曰:"正月二月,天气始方,地气始发,人气在肝。"《素问·四气调神论篇》言:"逆春气,则少阳不生,肝气内变。"以上引文均指出肝气在春季最为旺盛,然若春气生发太过,则易伤肝,故春季多见肝之病变,故《类经·针刺类》言"春应肝而养生"②,提出春季养生须顺应肝气的生发、畅达之性,以助阳气的生发与布达。《医旨绪余·气郁胁痛论》所谓:"人与天地相流通者也,即举肝而言之,在天为雷,在方为东,在时为春,在五行为木,在人为肝,运动之气,皆相参焉。"③是文即以肝为例,以五行"木"之特性为纲,通过取象比类,将自然界中的"雷—东—春"和人体脏腑中的"肝"联系起来,如此则构建了人与自然的整体性。

　　风为春季主气,肝与春季通应,功善升发阳气,然倘若升散太过,则如风胜树摇不定,甚至倒塌。故如《素问·阴阳应象大论篇》所言:"风气通于肝。"五气之风与肝同类。临床所见的眩晕、惊痫、抽搐、肢体拘急等症状与风气偏胜有关,而风又与肝有关,故可推知临证所见的异常运动的病变多可定位于肝。

　　《素问·异法方宜论篇》云:"北方者,天地闭藏之域,其地高凌居,风寒冰冽。"与之相适应,人体之肾居腰背而面北,主寒水而应冬令,故《素问·六节藏象论篇》曰:"肾者,主蛰,封藏之本……阴中少阴,通于冬气。"《素问·诊要经终论篇》亦曰:"十一月、十二月,冰复,地气合,人气在肾。"先贤即以冬季寒冷,蛰虫深藏,类比肾性潜藏,肾精宜闭藏而不宜妄泄。可见肾性与冬季相应是据

---

　　① 胡正芬,刘永涛,郑红斌.从《内经》时脏的确立看脾主长夏的主导地位[J].辽宁中医药大学学报,2007,9(5):56-57.
　　② 张介宾.类经[M].北京:人民卫生出版社,1965:646.
　　③ 孙一奎.医旨绪余[M].南京:江苏科学技术出版社,1983:49.

物候学特征取象比类,同气相求而得。理解肾的这一生理特性,在冬季养生中就应重在阳气闭藏,注意填补肾精。《素问·四气调神大论篇》云:"冬三月,此谓闭藏,水冰地坼,无扰乎阳。早卧晚起,必待日光,使志若伏若匿,若有私意,若己有得,去寒就温,无泄皮肤,使气亟夺。此冬气之应,养藏之道也。"《类经·针刺类》谓:"冬应肾而养藏。"①《内经素问直解·四气调神》云:"少阴主冬藏之气,逆冬气,则少阴不藏。肾水王于冬,逆则肾水独沉。"②即是此意。

晚近有学者认为:"肾应冬"是指肾的生理特征与冬日闭藏蛰伏之性相应,并在冬季主导整个机体的生命活动③。亦有学者推测,肾"通于冬气"是指肾闭藏精气的功能在冬季趋于增强。肾中精气是生殖功能的物质基础,故生殖必然伴随着肾中精气的消耗,肾闭藏精气的功能在冬季增强则会使肾主精气消耗减少,反映在生殖方面似应表现为生殖功能的减弱④。现代动物实验发现,"肾应冬"在生殖方面的调控机制可能是通过对肾所藏的生殖之精的两种调控成分,即促进生殖之精的物质和抑制生殖之精的物质而起作用。肾封藏的抑制生殖之精的物质和功能在冬季加强,而所储藏的促进生殖之精的物质和功能在冬至减弱,故在冬季,肾外泄生殖之精的功能减弱,生殖功能处于低潮。晚近实验研究,亦证实了肾性以藏为主。

由此可见,随着自然界春、夏、长夏、秋、冬五季循环更替,人体肝、心、脾、肺、肾五脏应之而变,形成五脏应五时的动态变化。

(2)以四时之象拟五脏本性⑤:先贤在天人合一思想指导下,遂认为人体五脏和四时气候相通应。四时气候有寒热温凉之不同,故人体五脏亦有寒热温凉之本性差异,即《素问·五运行大论篇》所谓:心"其性为暑",肝"其性为暄",脾"其性静兼",肺"其性为凉",肾"其性为凛"。王冰对此注曰:心性为热,肝性温和,脾性兼寒热温凉之气,肺性清,肾性寒⑥。

①　张介宾.类经[M].北京:人民卫生出版社,1965:646.
②　高士宗著,孙国中、方向红点校.黄帝内经素问直解[M].北京:学苑出版社,2001:13.
③　马淑然、郭霞珍、刘燕池,等."肾应冬"调控机制的分子生物学实验研究[J].中国中医基础医学杂志,2001,7(12):16 - 19.
④　罗卫芳.郭霞珍.从松果体与性腺的关系探讨肾"通于冬气"的本质[J].中国中医基础医学杂志,1999,5(8):12 - 13.
⑤　王颖晓.意象思维在五脏生理特性构建中的作用[J].南京中医药大学学报(社会科学版),2016,17(2):71 - 73.
⑥　王冰注,鲁兆麟主校.黄帝内经素问[M].沈阳:辽宁科学技术出版社,1997:10 - 113.

现以心性热为例,因心者"通于夏气"(《素问·六节藏象论篇》),"为牡脏,其色赤,其时夏"(《灵枢·顺气一日分为四时》),古代医家将心喻为人身之日以应夏季,夏季气候偏热,按同气相求的取象原则可推导出心之本性为热,以阳气为用,意指心阳具有鼓动脉跳以温通全身血脉,振奋精神而使生机不息的生理作用。余此类推。

可见,五脏本性理论的认识是基于四时气候象的比拟,体现了人与自然环境的统一性,具有一定的临床指导意义。如金元医家刘完素所谓的"清养肺,热养心,温养肝,湿养脾,寒养肾"①,意指可按五脏本脏之性以补养五脏,即凉药养肺,热药养心,温药养肝,湿(润)药养脾,寒药养肾。

(3) 以四时之象推五脏疾病传变:五脏与五季相通应,在主时之脏的调节下,人体出现应时而变的适应性调节。四时五季不同的气候易于损伤相应脏而导致疾病发生。先贤常以四时之变推测五脏病变及疾病传变。

基于五脏应五时和五脏本性,按同气相求原则,先贤取四时象推五季多发病。肝应春,其性温,春季气温多风易助肝阳升发、肝火偏旺,故春季肝病多见。心应暑,其性热,夏季暑热隆盛,内外火热相引,常易有烦躁神昏之感,易扰心神而致心病。脾应长夏,长夏之湿虽主生化,然脾为阴土,湿若太过,反易困脾,影响脾之运化,则易致脾病。肺应秋,其性凉,秋凉一至,内外寒凉呼应,肺之宣肃功能皆减,每易患肺病。肾应冬,其性寒,冬季气候寒冷,肾阳易受损伤。由此可见,先贤借助五脏—五季—五气的通应关系,类推出不同季节的多发病,据此可预先调节相应脏腑进行疾病预防。

《素问·阴阳应象大论篇》曰:"冬伤于寒,春必温病;春伤于风,夏生飧泄;夏伤于暑,秋必痎疟;秋伤于湿,冬生咳嗽。"经文指出,肾"应冬气",冬天寒邪易侵犯肾,若伏而未发,寒久生热,待来年春季,则内在寒化之热与外在春季之热相合而发为温病;肝"应春气",春天风阳之邪内应于肝而使肝火偏旺,至夏季则肝木旺乘脾土,脾失健运而致飧泄;心"应夏气",夏季暑邪内应于心而使心火偏盛,火旺乘金则肺气损伤,至秋季易感寒凉之邪,形成火热之邪郁于内、秋凉寒邪积于表而转为寒热交作的痎疟;肺"应秋气",初秋尚有长夏之湿气,

---

① 张从正著,王雅丽校注.儒门事亲[M].北京:中国医药科技出版社,2011:251.

外感湿邪易伤肺,到冬季气逆而为咳嗽。五脏疾病虽未必如此刻板传变,但疾病传变确与四时之气有密切关系。故而中医养生理论,注重春生夏长、秋收冬藏的四时物候特点,提出春应肝而养生,夏应心而养长,长夏应脾而养化,秋应肺而养收,冬应肾而养藏的五脏养生宗旨。

三、援病理反证释五脏生理功能与生理特性

根据"有诸内,必形诸外""视其外应,以知其内脏"的取象思维方法,通过对人体生理病理现象的长期观察,从而认识人体的生理、病理规律,是藏象学说形成的主要依据。中医学对五脏生理功能、生理的特性的部分认识源于病理反证。

1. 援病理反证释五脏生理功能 先贤对五脏生理功能的认识,有不少是通过对人体病理表现的长期观察反证而来。例如:心主神明,开窍于舌;肺主皮毛,通调水道;脾主统血,在志为思;肝主疏泄,调畅气机;肾主藏精,在体合骨等藏象学说中五脏生理功能的理性认识,几乎无一与解剖实体直接有关,而主要取决于对人体病理长期观察的分类指归,取决于中医理论指导临床诊治疗效的经验总结。

外在形体(皮毛)不慎着凉,进而发热恶寒,全身酸痛,鼻塞流涕,咽喉不舒,胸闷咳嗽,诸症并作。此等状况,想必古今类似,屡见不鲜。由此推论出肺主皮毛,宣发卫气,开窍于鼻等认识,当属顺理成章。

情志所伤,所欲不遂,可见胸闷胁胀,太息频作,喉间气阻,两乳作胀,女子经来胀痛,月经不调,如此诸症,反复出现,由此推论肝主疏泄气机,主调畅情志,主调和冲任等认识,亦在情理之中。

2. 援病理反证释五脏生理特性 先贤对五脏生理特性的认识,有不少亦是通过对人体病理表现的长期观察反证而来。兹以"五脏所恶""肺为娇脏"举例如下。

(1)援病理反证释五脏所恶:五脏所恶作为五脏生理特性之一,是指当自然界中风、寒、湿、燥、热五气太过或不及时,可伤及五脏,此时的五气遂成五脏所恶。《素问·宣明五气篇》载有五脏对自然界五气厌恶的一般规律,即:"心

恶热,肺恶寒,肝恶风,脾恶湿,肾恶燥。是谓五恶。"经文所指五脏所恶的含义是指:心之本气为热,但过甚之热,或邪热外侵则易耗伤心气,扰乱心神,故心恶热。肺气本清凉,然寒盛则凝滞气机,以致呼吸不利,故肺恶寒。肝为风木之脏,平和的风气有利于肝之疏泄,但风盛则易耗血伤筋,引起肝风内动,即成肝之所恶。脾为中土,主运化水谷,以制水为事,然湿邪过盛亦困阻脾气,以致脾运化失常,故脾恶湿。肾主水,其性润,若不润反燥则可伤阴而致水亏精涸,故肾恶燥①。由此可知,五脏所恶是对五脏本气无力制约自然界五气而反受其伤,以致其生理功能失常的提炼。

中医学对五脏所恶的认识是先贤在反复的临床实践中,由病理反证而得。兹以"心恶热"阐释如下②。

热为心之本气,心之阳热之气对全身有温养作用,但过甚之热,易耗伤心气。诚如《素问·五运行大论篇》所言"其在天为热,在地为火,在体为脉,在气为息,在脏为心……热伤气"。

心恶热,其含义有三:一是指心中阳热之气不可偏亢,若心火亢盛则出现心烦失眠,面赤口渴,口舌生疮,舌红赤,甚则狂躁谵语,或兼见小便赤涩刺痛,尿血等症。二是指若心气旺盛于阳气隆盛之时,则会出现心火亢盛的病变。如从四季来看,夏季阳气较盛,而从一日来看,日中阳气较旺,故夏季及日中天气较热。如果心气在夏季或日中偏旺,则易致心火过亢,会制己所胜或侮所不胜,而产生多种病变。故夏季暑热当令,常可见心火亢盛的病证。三是指心病患者多恶热。这主要与心为火脏有关,火为热之极,同性相斥,故心恶热③。

可见,心恶热是对心之本气无力制约过盛之热,反受其伤,以致其生理功能失常的提炼。临床上,过甚之热,或邪热外侵,均可伤及心气,进而影响心主血脉功能,诚如王冰对"心恶热"所注"热则脉溃浊"④,指出热盛可灼伤脉络,迫血妄行。同时,心气过热(心火旺)亦可扰乱心主神明功能,正如《素问·至真要大论篇》所言:"诸躁狂越,皆属于火。"提示火热扰乱心神以致神志异常。是

①　王颖晓,李其忠.五脏生理特性理论探析[J].辽宁中医药大学学报,2013,15(10):82-83.
②　王颖晓,李其忠.中医论心生理特性的发生学探析[J].辽宁中医杂志,2014,41(9):1848-1849.
③　王琦.中医藏象学[M].2版.北京:人民卫生出版社:89.
④　王冰撰注,鲁兆麟主校.黄帝内经素问[M].沈阳:辽宁科学技术出版社,1997:44.

故《素问·脏气法时论篇》言："病在心……禁温食热衣。"王冰对此注曰："热则心燥，故禁止之。"①提示后学心阳不可过亢，临床心系病治疗，勿犯心之所恶。

（2）援病理反证释肺为娇脏②：有学者经文献考镜认为"肺为娇脏"之说的最早记载，见于宋代张杲的《医说》，其言"古人言肺病难愈而喜卒死者，肺为骄脏，怕寒而恶热，故邪气易伤而难治"③（《说文解字注》称"骄，俗制娇"④）。明代以降，肺为娇脏的认识日趋盛行。如《医贯·咳嗽论》曰："肺为清虚之府，一物不容，毫毛必咳。又肺为娇脏，畏寒畏热。"⑤《理虚元鉴·劳嗽症》又言："肺气一伤，百病蜂起，风则喘，寒则嗽，湿则痰，火则咳，以清虚之府，纤芥不容，难护易伤故也。"⑥《医学源流论·治法》云："肺为娇脏，寒热皆所不宜，太寒则邪气凝而不出；太热则火烁金而动血；太润则生痰饮；太燥则耗津液；太泄则汗出而阳虚；太涩则气闭而郁结。"⑦《临证指南医案·肺痹》亦云肺"为娇脏，不耐邪侵，凡六淫之气，一有所著，即能致病"⑧。以上引文指出，肺性清肃，纤芥不容，凡有外邪、异物入侵，或内生痰湿阻滞，肺多即刻作出打喷嚏、咳嗽等排斥反应，这或许也是肺为"娇脏"、不耐邪侵之说的发生学原委。此外，肺朝百脉，全身气血经百脉而汇聚于肺，为邪易袭肺提供了生理病理学基础。

细究"肺为娇脏"之因，不仅因肺为华盖，覆盖脏腑，天然具有保护其余脏腑之功能，故邪气来袭，肺首当其冲；还因肺司呼吸，开窍于鼻，直通天气，邪气入肺，可无阻碍而直接侵犯肺；更因肺外合皮毛，皮毛内应肺，外通自然大气，六淫之邪从鼻喉、皮毛而入者，也先传之于肺，因五脏之中唯肺能主表。

由此可见，肺为娇脏的认识，并非从解剖角度言肺质地娇嫩，而是源于医家们对肺之生理病理现象的长期观察。

① 王冰撰注，鲁兆麟主校.黄帝内经素问[M].沈阳：辽宁科学技术出版社，1997：41.
② 王颖晓，李其忠.中医肺之生理特性的发生学思考[J].时珍国医国药，2014，25（6）：1449－1450.
③ 秦玉龙."肺为娇脏"探析[J].浙江中医杂志，1999，34（6）：255－256.
④ 许慎撰，段玉裁注.说文解字注[M].上海：上海古籍出版社，1981：463.
⑤ 陈永萍校注.医贯[M].北京：学苑出版社，1996：86－87.
⑥ 王新华校注.理虚元鉴[M].南京：江苏科学技术出版社，1981：15.
⑦ 徐大椿撰，北京市卫生部进修学院中医部编校.医学源流论[M].北京：人民卫生出版社，1988：202.
⑧ 华岫云编订.临证指南医案[M].北京：华夏出版社，1995：223.

四、以五行象构建天人合一藏象系统

中医学理论体系形成于战国至秦汉时期,此时已盛行的五行学说必然为中医学所借鉴、所利用。诚如《灵枢·阴阳二十五人》所云:"天地之间,六合之内,不离于五,人亦应之。"先贤阐释人与自然的关系、人体各系统之间的相互联系以及临床辨证、病机分析、治疗用药等时,常用五行学说进行阐述。五行学说在其应用、发展过程中,逐渐与医学理论和实践融为一体,成为中医学理论体系的说理工具。

至《内经》时期,先贤不仅将五行属性推演至味、声、色、季节、气候等,而且从四时阴阳与人体脏腑组织内外相应的观念出发,进一步扩大了五行属性的推演范围。《内经》根据五行特性,采用"比拟归类"和"类从推演"的意象思维模式,按"同类相召,同气相求""同类相从,同声相应"的原则,建立了以五脏为中心,体现"天人相应"整体观念的人体五大整体功能动态模型,由此创立了系统的中医藏象学说。

1. 以五行象建立人体藏象系统　《内经》以五脏为核心,六腑、五志、五官、五液、五体、五华等均分别统领于五脏之下,由此构建的以五脏为中心的人体藏象系统,到处渗透着先贤以五归类的思维印迹。

(1) 以五行象推演五脏之色①:老官山汉墓出土医简第 696 条载"心气者赤,肺气者白,肝气者青,胃气者黄,肾气者黑"②。《灵枢·五色》承袭其观点,曰:"以五色命脏,青为肝,赤为心,白为肺,黄为脾,黑为肾。"以此论述五脏之气荣于外的颜色表现。这一认识的获得,是借五行特性,由五色应五方而归五行,五脏亦入五行,如此推演出五色应五脏。兹以青色为例:日常常识已知东方是太阳升起的地方,象征一天的开始。孙星衍疏"东方谓之青"③,指出东方应青色。《释名·释彩帛》言"青,生也。象物生时色也"④,提示青色喻有生的

①　王颖晓.中医五色诊的思维方式探析[J].中医药文化,2017(1):41-43.
②　刘小梅、李继明.老官山汉墓医简中的色诊内容初探[J].中医药文化,2016(6):29-32.
③　王云五.尚书今古文注疏[M].上海:商务印书馆,1936:76.
④　刘熙.释名[M].北京:中华书局,1985:67.

性能,为草木生长萌发之色。可见,东方、青色均有生发之特性,五行之"木"性亦有生发之性,故东方、青色均归木行。又五脏之肝气以生发为务,舒畅调达为要,与木之特性相似,故肝亦属木。由五行属性推演可知:五色之"青"与五脏之"肝"相应。依此类推。

是故,五色应五脏是基于五行属性推演而来。由此可知,五脏之色并非指五脏形质之本色。兹分述如下。

就解剖而言,肺之脏色淡红,绝非白色,而将肺视为白色,则是由肺应五行之"金"固定对应而来。如《素问·五脏生成篇》云:"色味当五脏,白当肺,辛。"《难经正义·三十三难》云:"肺白象金。"[①]可见因肺属金,金色白,取象比类则"肺色白莹",其意义在于临床望色中"白"与肺相关、白色药多入肺经。

又解剖观察脾呈暗红色,然《素问·五脏生成篇》言:"黄当脾。""生于脾,如以缟裹栝楼实。"《遵生八笺·服五牙法》云:"脾色如缟映黄。"[②]根据五行学说,脾属土,土色黄,故此处脾色黄亦并非是指脾脏本色,而是为了与五行学说相对应而定。

相同的论述还有《素问·五脏生成篇》"青当肝,黑当肾""生于肝,如以缟裹绀……生于肾,如以缟裹紫",《难经·三十四难》[③]《经络汇编·脏腑联络分合详说》[④]《针灸聚英·足太阳经脉穴》[⑤]等均有类似描述。先贤关于肝色青、肾色黑的论述,亦非指肝、肾本脏之色,而是根据肝应"木"、肾属"水"的五行归类,由木色青、水色黑的特性推演得出。

由此可见,藏象学说所言脏腑之色并非完全指其解剖色泽,而是由五行与五脏相配推演而来,其意义在于与临床望色、辨治用药有一定联系。

(2)以五行象拟五脏的生理特性及相互关系:基于五脏配五行,中医学借助五行象之特性及五行间的生克关系,阐释五脏的生理特性、相互关系。

一是以五行之象阐明五脏的生理特性。《尚书·洪范》以"水曰润下,火曰

---

① 叶霖著,吴考槃点校.难经正义[M].上海:上海科学技术出版社,1981:57.
② 高濂著,王大淳校点.遵生八笺[M].成都:巴蜀书社,1992:56.
③ 孙桐.难经[M].北京:中国医药科技出版社,1998:53-54.
④ 翟良纂,李生绍、赵昕、唐洁人点校.经络汇编[M].2版.北京:中医古籍出版社,1999:234.
⑤ 高武原.针灸聚英[M].天津:天津科学技术出版社,1999:93.

炎上，木曰曲直，金曰从革，土爰稼穑”①，说明五行特性。王冰在注《素问·五脏生成篇》时指出“肝象木而曲直，心象火而炎上，脾象土而安静，肺象金而刚决，肾象水而润下”②，即是以五行象之特性比拟五脏的生理特性，兹述如下。

木象曲直。曲直，原指树木枝曲干直的生长形态特征。古人观察到树木向上生长、向外扩展、枝繁叶茂等现象，由此引申出木有生长、生发、条达、舒展等特性。藏象理论借木象表述肝气疏泄、喜条达而恶抑郁的生理特性。

火象炎上。炎上，原指火光具有向上、燃烧、炎热之性。炎上意指物质燃烧时出现的火热向上蒸腾的现象，由此联想其有温热、向上、升腾、繁茂等特性。藏象理论借火象表述心阳的温煦功能，并以此解释心之华见于面而显明可见，心生智慧主司神明而犹烛照宇宙。

土象稼穑。稼和穑，原分别指种植庄稼和收获谷物，即所谓“春种曰稼，秋收曰穑”，由此引申其有生化、承载、长养、受纳等特性。藏象理论借土象表述脾主运化、胃主受纳，共为后天之本、气血生化之源。

金象从革。从，即顺从。革，即变革。从革的原意有二：一为金属可顺从人意，随意削烁，铸造成器。二为金属从矿物冶炼变革而来，所谓“革土生金”。后据其象引申为肃杀、潜降、收敛、洁净等特性。藏象理论借金象表述肺气清肃、洁净、下降等生理特性。

水象润下。润下，原指水具有下行以润万物之特征，引申为滋润、寒凉、趋下等特性。藏象理论借水象表述肾主闭藏而为主水之藏。

二是以五行生克制化理论阐明五脏生理功能之间的内在联系。五行学说认为，木、火、土、金、水之间存在着有序的依次递相资生的关系，即木生火、火生土、土生金、金生水、水生木。故《素问·阴阳应象大论篇》云“肝生筋，筋生心”“心生血，血生脾”“脾生肉，肉生肺”“肺生皮毛，皮毛生肾”“肾生骨髓，髓生肝”等。经文借用五行的相生关系说明五脏间的生理联系，即：以木生火喻肝木生心火，说明肝藏血以养心，肝调畅气机以促进心血运行；以火生土喻心火生脾土，说明心阳温煦脾土以助其运化；以土生金喻脾土生肺金，说明脾气布

---

① 杨萍.尚书[M].长春：吉林人民出版社，1996：44.
② 王冰撰注，鲁兆麟等点校.黄帝内经素问[M].沈阳：辽宁科学技术出版社，1997：22.

精于肺以充肺;以金生水喻肺金生肾水,用以说明肺气将精津下行以滋养肾精且肺气肃降以助肾纳气;以水生木喻肾水生肝木,说明肾精化生肝血,肾阴资助肝阴以防肝阳上亢。

同时,木、火、土、金、水之间亦存在有序的递相克制与制约关系,即木克土、土克水、水克火、火克金、金克木、木又复克土,循环不息。五行相克适当为"常",可保持五行之间的任何一行不致过亢,以维持五行间的正常制约关系。先贤以五行相克释脏腑间的相互制约,以防某一脏过亢而使脏腑功能失调。在藏象学说中,一般认为,肝木克脾土,可以理解为肝的疏泄功能可制约脾土壅滞;脾土克肾水,可以理解为脾的运化功能可制约肾水泛滥;肾水克心火,可理解为肾水(阴)上移可以制约心火(阳)过亢;心火克肺金,可以理解为心阳的温煦可制约肺失宣发;肺金克肝木,可理解为肺气肃降能制约肝气升发太过。

(3) 以五行象推演五脏病理传变:任何一脏功能的正常发挥,有赖于其他四脏或资助或制约的协助作用,因而五脏之中任一脏功能异常,势必会累及其他四脏而导致其发病。基于五脏配五行关系,先贤借助五行象之间相生异常与相克异常的规律,推演五脏疾病的可能传变。

五行相生异常,包括"母病及子"与"子病犯母"两类。如木生火,肝木为母,心火为子,当肝血不足发展至一定程度,可累及心血,导致心血不足而形成心肝血虚证,即为"母病及子"。反之,若劳神过度,心血耗伤,会伤及肝血,以致肝血不足而致心肝血虚证,此为"子病犯母"。

五行相克异常,包括五行克制太过的"相乘"和反向克制的"相侮"。如木克土本为正常的五行制约现象。若肝木太旺、肝失疏泄或脾土过虚,常可伤及脾胃,出现脾失健运(肝气犯脾)或胃失和降(肝气犯胃)的证候,五行理论称其为"木旺乘土"或"土虚木乘"。再如金克木亦本为正常的五行克制现象。若肝木太旺或肺金过虚,可出现"木旺侮金"或"金虚木侮"的病理传变。

(4) 以五行象释五神应五脏[①]:五行学说是中国古代哲学思想之一,至汉代愈加受到重视。今文《尚书》建立肝木、心火、脾土、肺金、肾水的五行归类,

---

① 王颖晓,李其忠.中医五神应五脏的发生学思考[J].中国中医基础医学杂志,2014,20(11): 1457-1458.

《内经》将其移植入中医学中,构建了以五脏为中心的五行系统。作为精神思维神志活动的五神亦被纳入五行体系,与五脏相应。

心五行属火,《白虎通·五行》云:"火之为言化也,阳气用事,万物变化也。"①意指火含变化之义,而神之特性即为神秘而变化莫测,故将神归于火,与心相应。

肝五行属木,木性主动、主升;肺五行属金,金性主静、主降。魂动而魄静,金、木之性与魂魄某些特性相符,借助取象比类,故魂属木而应肝,魄属金而应肺。

脾五行属土,土主孕育、培植、化生万物。意为注意、记忆,是人体一切思维、心理活动的基础,并伴随人体精神意识思维活动的始终,犹如土为万物之母,故意属土而应脾。

肾五行属水,水性潜藏,有藏伏、终结之意②。志是为达目的而进行的思维活动,志的完成往往提示某一特定的思维活动的结束,以此类推,志当属水行而应肾。

由此可见,《素问·宣明五气篇》所谓"心藏神,肺藏魄,肝藏魂,脾藏意,肾藏志"的五神归藏于五脏认识的获得离不开五行象的归类。然人体某一精神意识心理活动并非由某一脏腑单独而为,而是由心统领、各个脏腑共同完成。五神应五脏展示的是五脏与五神之间的广泛联系,强调精神心理活动的整体性,故五神与五脏的配属关系仍有其局限性,临证不可机械套用。

2. 以五行象建天人合一模型　中医学受道家天人合一思想影响,提出了天人相应观,认为人的生理表现、病理变化和疾病诊治等都与自然界相顺应。如《素问·宝命全形论篇》曰:"人以天地之气生,四时之法成。""天地合气,命之曰人。"《灵枢·岁露》言:"人与天地相参也,与日月相应也。"经文指出人禀天地之气而生,人与天地相互通应。先贤将动植物的生息规律作为人体生命活动规律的参照,以五为基数,采用同象原理,对人体及自然界的结构和功能进行归类,把形同、气同、性同或形似、气似、性似的事物归为同类,使纷繁的自

---

① 班固等撰.白虎通[M].北京:中华书局,1985:82.
② 翟双庆,王长宇,孔军辉.论五神、七情的五行五脏归属[J].北京中医药大学学报,2002,25(5):1-3.

然、复杂的人体井然有序,形成独具特色的以五脏为中心,与自然、人体组织结构浑然一体的有机整体观[①],构建天人合一模型。

我国现存最早的历书《夏小正》将月份、物候、天文和与之对应的农事活动联系在一起论述,如该书第四十七篇有论:正月(月份)、启蛰、雁北飞、雉震响、鱼陟负冰、田鼠出、獭祭鱼、囿有见韭、鹰则为鸠、柳稊、梅、杏、杝桃则华、缇缟、鸡桴粥(物候),视昏参中、斗柄悬在下(天象),弄率均田、采芸(农事活动等)[②]。

《吕氏春秋·任地》亦有记载:"草端大月,冬至后五旬七日,菖始生。菖者,百草之先生者也,于是始耕。孟夏之昔,杀三叶而获大麦。日至,苦菜死而赍生,而树靡与菽,此告民地宝尽死。"[③]先民将植物随季节变化的规律与农耕活动及农作物的生长周期结合起来,使自然界植物变化的规律成为农业活动的指南。晚近有学者指出,《吕氏春秋·月令》的五行模式图已经是一个近乎包罗万象的"天—物候(包括人)—地宇宙框架[④]"了。详见表3-1。

表3-1 《吕氏春秋》宇宙模式图[⑤]

季节 内容	春	夏	中央土	秋	冬
十干	甲乙	丙丁	戊己	庚辛	壬癸
五帝	太皞	炎帝	黄帝	少皞	颛顼
五神	句芒	祝融	后土	蓐收	玄冥
五虫	鳞	羽	倮	毛	介
五音	角	徵	宫	商	羽
五味	酸	苦	甘	辛	咸
五臭	膻	焦	香	腥	朽
五祀	户	灶	中霤	门	行
五脏	脾	肺	心	肝	肾
五行	木	火	土	金	水

① 徐月英,谷峰,王喜涛.《黄帝内经》象、数、理思维模式[M].北京:北京师范大学出版社,2011:61.
② 郭蕾,乔之龙.论中医学天人相应论的科学基础[J].中医研究,2004,17(4):2-3.
③ 谷声应译注.吕氏春秋白话今译[M].北京:中国书店,1992:477.
④ 郭蕾,乔之龙.论中医学天人相应论的科学基础[J].中医研究,2004,17(4):2-3.
⑤ 马晓宏.天地人[M].北京:国际文化出版公司,1988:26.

（续表）

季节　内容	春	夏	中央土	秋	冬
五方	东	南	中	西	北
五色	青	赤	黄	白	黑
五兽	龙	鸟	黄龙	虎	龟
五纬	木星	火星	土星	金星	水星
五岳	泰山	衡山	嵩山	华山	恒山

《夏小正》和《吕氏春秋》的这种思想和认识方法也为古代医家所采用。先贤将动植物的生息规律作为人体生命活动规律的参照，在《内经》的天人相应论框架中就有五畜、五谷、五虫等内容，这些内容分入五行系统中，与季节气候变化、人体脏腑功能、情志活动等相参互应，成为天人相应论的内容之一。这一宇宙框架（表3-2）与《吕氏春秋》的宇宙模式极其相似，只是《内经》偏重于人体，而《吕氏春秋》偏重于人事罢了①。

表3-2　《内经》天人相应论框架

五行　内容	木	火	土	金	水
五方	东	南	中	西	北
五季	春	夏	长夏	秋	冬
五气	风	暑	湿	燥	寒
五化	生	长	化	收	藏
五色	青	赤	黄	白	黑
五味	酸	苦	甘	辛	咸
五臭	臊	焦	香	腥	腐
五畜	鸡	羊	牛	马	彘
时间	平旦	日中	日西	日入	夜半
五音	角	徵	宫	商	羽
五谷	麦	黍	稷	稻	豆
五脏	肝	心	脾	肺	肾
五腑	胆	小肠	胃	大肠	膀胱
五官	目	舌	口	鼻	耳

---

① 郭蕾，乔之龙.论中医学天人相应论的科学基础[J].中医研究.2004,17(4)：2-3.

（续表）

五行＼内容	木	火	土	金	水
五体	筋	脉	肉	皮	骨
五志	怒	喜	思	悲	恐
五华	爪	面	唇	毛	发
五液	泪	汗	涎	涕	唾
五声	呼	笑	歌	哭	呻
变动	握	忧	哕	咳	栗

人是天地（自然界）的生灵，自然界存在着人类赖以生存的必要条件，人体与自然界保持着高度的统一性。《素问·至真要大论篇》曰："天地之大纪，人神之通应也。"文中"大纪"为大规律，经文指出人体的生理活动规律与自然界变化的大规律相适应。先贤遂以五行特性为纲，将人与天地自然置于同一体系中取象归类、推演络绎，以此构建天人合一的藏象系统模型。如《素问·金匮真言论篇》曰："东方青色，人通于肝，开窍于目，藏精于肝，其病发惊骇，其味酸，其类草木，其畜鸡，其谷麦，其应四时，上为岁星，是以春气在头也，其音角，其数八，是以知病之在筋也，其臭臊。"古代医家将五方之东方、五色之青色、五脏之肝、五官之目、五味之酸味、五行之木、五畜之鸡、五谷之麦、五星之岁星、五季之春、五音之角、五数之八、五体之筋、五臭之臊等联系起来，由此构筑了以五行为中介，人体脏腑组织、形体官窍与自然事物相通应关联的统一体。兹举例如下。

（1）援五行特性直接归类自然事物与五行配属：先贤取五行抽象特性为纲，与自然界中某一事物特征逐一比较，确定其五行属性。以五方配五行为例：日出东方，象征升发，富有生机，与木的升发之性相类似，故东方归属于木；南方炎热，植物繁茂，与火的炎上之性相类似，故南方归属于火；日落西方，象征肃杀，与金的潜降之性相类似，故西方归属于金；北方寒冷，虫类蛰伏，与水的寒凉、闭藏之性相类似，故北方归属于水；中央之地，统辖四方，与"土辖四行"的特性相类似，故中央归属于土。

（2）援五行特性直接归类五脏与五行配属：先贤取五行抽象特性为基准，与五脏特征逐一比较，确定其五行配属。如本章"以五行象建立人体藏象系统"所述。

（3）借五行之特性推演络绎自然事物、五脏系统的五行配属：自然界的五化、五色、五味以及人体的五腑、五体、官窍、五志等的五行配属，皆是借五行特性推演的。先以五气配五行为例：春季属木，春季多风，风属木；夏季属火，夏季暑旺，暑为火化；长夏属土，湿为长夏主气，故湿也属土；秋季属金，燥为秋季主气，故燥也属金；冬季属水，冬季寒冷，故寒属水。再以人体的五腑、五体、官窍、五志为例：肝属木，肝与胆相表里、主筋、开窍于目、在志为怒、在液为泪，故胆、筋、目、怒、泪也归属于木；心属火，心与小肠相表里、主脉、开窍于舌、在志为喜、在液为汗，故小肠、脉、舌、喜、汗也归属于火。其他依此类推。

综上所述，先民以五行特性为纲，运用取象比类和推演络绎的方法，将自然界千变万化、千姿百态的事物和现象分别归于五大类。《内经》以此为参照，采用同象原理，按意象思维的模式，对人体与自然界各种事物、现象进行推演和归纳，形成独具特色的以五脏为中心，人体五腑、五体、五官、五志、五液等与自然五方、五时、五气、五化、五色、五味等相通应的有机整体，体现了人与自然环境的统一性，构建天人相应的藏象系统。

五、以阴阳象类推脏腑生理特性

阴阳作为中国古代最重要的哲学范畴之一，其源于人类对天象和自然界物象的观察与体验。

远古社会，先民察觉到太阳的出没、月亮的圆缺产生了明暗的现象，而乌云遮日和云开日出之象亦给先民们以深刻的体验。故《说文》曰："阴者，暗也。山之北，水之南也。""阳者，高、明也。"上文指出，山脉之北面、河流之南面，均为阳光难以照射的阴面；若以高下分阴阳，高为阳；以明暗分阴阳，明为阳。古人通过对自然万物之象的仰观俯察，然后进行不断地延伸扩展，由此获得最初的阴阳观念。

随着认识的不断深入，先贤观察到自然界中其实存在着各种既相互对立又相互联系的"象"，如昼夜、寒暑、男女、寒热、燥湿、上下、动静等，由此归纳出

"阴阳"概念。可见,古人由自然界中具象的阴阳范畴,扩展提升到纯粹抽象的对立矛盾范畴,并将其泛化于整个认识过程之中①。至此,先贤认为包括自然界在内的整个宇宙万物的化生运动皆是阴阳二气相互作用的结果;宇宙间的一切事物都有对立统一的阴阳二象,阴阳学说由此上升为至极无上的深度和无所不包的广度。如前所述,《周易》的卦理文化,从符号形式和内涵逻辑上来看,皆折射出阴阳对立统一的内涵价值。

承上所述,阴阳之辨是对人体及自然之象所作的最基本判别。中医学亦认为,人类生命本质上就是物质性的阴阳之气合和制化的产物,故而人体生命的存续需有赖物质性的阴阳之气养育化生。

藏象学说亦以脏腑的阴阳属性为切入点,以此说明脏腑的生理特性和相互间的关系。兹阐述如下。

1. 援阴阳象释藏象概念 就内外分阴阳,内属阴,外属阳。藏象之"藏"是指藏于体内的脏腑,故"藏"属阴;藏象之"象"是指表现于外的各种生理病理现象,故"象"属阴。可见,藏象概念本身就体现了阴阳内涵。

2. 援阴阳象释脏阴腑阳 有学者指出,脏阴腑阳的认识是在先秦时期流行的"天六地五"说的启导下产生的②。阳气轻清弥散成天,阴气重浊凝聚成地。五脏取象于地,属阴;六腑取象于天,属阳。可见,《内经》以一阴一阳之象模式,确立五脏为阴、六腑属阳。

另有学者按阴阳属性,基于五脏与六腑的共同生理功能论脏与腑的阴阳之分。《素问·五脏别论篇》曰:"所谓五脏者,藏精气而不泻也,故满而不能实。六腑者,传化物而不藏,故实而不能满也。"因五脏藏精气,以藏为主,故属阴;六腑传化谷物,以传化为主,故属阳。

3. 援阴阳象释五脏阴阳属性③ 《内经》在吸纳《周易》老阳、少阳、老阴、少阴基础上,创建了太阳、少阳、太阴、少阴的太少阴阳模式。少阳象,阴渐消,阳始长;太阳象,阳盛极,阴始转为阳;少阴象,阳渐消,阴始长;太阴象,阴盛

---

① 谭春雨.中医发生学探微[M].北京:中国中医药出版社,2013:97.
② 张效霞,张灿玾.脏腑阴阳属性及其发生学原理索解[J].山东中医药大学学报,2002,26(6):450-453.
③ 王颖晓.意象思维在五脏生理特性构建中的作用[J].南京中医药大学学报(社会科学版),2016,17(2):71-73.

极,阳始转为阴。是故,少阳为阴中之阳,太阳为阳中之阳,少阴是阳中之阴,太阴是阴中之阴。《内经》诸篇对五脏太少阴阳属性的认识不尽一致,但多数学者认为《灵枢·九针十二原》与《灵枢·阴阳系日月》所言颇具说服力,即"心为阳中之太阳""肺为阳中之少阴""肾为阴中之太阴""肝为阴中之少阳""脾为阴中之至阴"①。五脏阴阳属性的划定源于《内经》太少阴阳模式。如就人体部位分阴阳,膈以上为阳,膈以下为阴;心肺居膈上,属阳;肝脾肾居膈下,属阴。再按五脏应五季、五方进一步分阴阳:心通夏,居南方,夏季、南方多炎热,故心为阳中之阳(太阳);肺应秋,位西方,秋季天凉,西方日落,则肺为阳中之阴(少阴);肾应冬,居北方,冬季、北方多寒冷,故肾为阴中之阴(太阴);肝应春,位东方,春季生发,东方日升,则肝为阴中之阳(少阳);脾居中央,主四时,为由阳入阴之枢纽,故脾为阴中之至阴。

六、以气学理论推演脏腑功能

气一元论是中国古代主要的哲学思想。古代哲学气一元论认为,气是构成万物的本原,是运行不息的物质,是万物感应的中介。人的生命过程,正是气的聚散运动过程。诚如《庄子·知北游》云:"人之生,气之聚也,聚则为生,散则为死……故曰:通天下一气耳。"②可见气对于人的一切生命活动是至关重要的,故《类经·摄生》曰:"人之有生,全赖此气。"③

《内经》讨论了不同层次、不同范围的气,既有宇宙中存在的万物本原之气,又有自然界的四时阴阳之气,更重要的是讨论了人体内各种气的生成、运行、分布和功能等。因此,该书是集秦汉以前气说之大成,为中医学"气学说"的形成奠定了理论基础。有学者指出脏腑的形态特征只是气的一种特有形式,气的运动是脏腑功能表现的内在物质基础,脏腑是具有某种功能的"气"的集合,应导"气"归藏象④。先贤对脏腑生理功能与生理特性的认识中,时常援

①　烟建华.中医生理学归真[M].北京:中国中医药出版社,2014:29-30.
②　曹础基注说.庄子[M].开封:河南大学出版社,2008:306.
③　张介宾.类经[M].北京:人民卫生出版社,1965:5.
④　原铁,李盈.试以一"气"定藏象[J].国医论坛,2003,18(5):44-45.

用气之象的比拟。

1. 基于气机升降之象论五脏气机升降① 天之阳气下降,地之阴气上升,当阴阳之气在升降运动中达到中和、和谐状态时,就能够在天地之间发生交感作用而化生万物。即"天有阴阳,地亦有阴阳……动静相召,上下相临,阴阳相错,而变由生也"(《素问·天元纪大论篇》),"升已而降,降者谓天;降已而升,升者谓地……故高下相召,升降相因,而变作矣"(《素问·六微旨大论篇》)。

先贤据此将人体类比为一个小天地,将人身之气与天地之气的升降运行规律相类比,认为在上之气当降,位下之气当升,以合天气下降、地气上升之理,由此推导出五脏气机升降的一般规律:心肺居上焦,其气宜降;肝肾居下焦,其气主升;脾与胃同居中焦,胃气主降,脾气主升。

五脏气机升降虽有侧重,但其升降趋势多是升已而降,降已而升,升中有降,降中有升,处于升降统一体中,以维持各自的生理功能。如心肾两脏一降一升,则心得肾水(阴)滋润,肾得心火(阳)温煦,以达到心肾相交的生理状态;肝升肺降则对全身气机之升降起着制约与调节作用;脾胃升降相因,则共同完成水谷纳运。

可见,五脏气机升降是源于天地相应的类比推导,意在阐释五脏气机的升降特点及由此而决定其不同的生理功能,提示临床对五脏病遣方用药须考虑其升降之性,重视对五脏气机的调理。

2. 基于气机升降之象论五脏功能 中医学将人视为大自然的一部分,强调"人与天地相参",认为宇宙中万事万物都是阴阳二气运动变化的结果,阴阳升降变生天地,天气下降,地气上升,天地相交则万物化生有机。人体气机亦然,即"位于上者,以下降为顺;位于下者,以上升为和"。先贤常取气机升降之象论五脏的某一功能,兹以肾主纳气为例。人体呼吸唯有保持一定的深度,才能呼吸自如。《内经》强调肺是呼吸生理、病理的主体,然整个呼吸运动的调节实乃关乎五脏之功能,尤以肺、肾为要。肺居上焦,位高宜降,肾处下焦,位低

① 王颖晓.意象思维在五脏生理特性构建中的作用[J].南京中医药大学学报(社会科学版),2016,17(2):71-73.

宜升,两者气机升降相应,则有利于肺吸入的清气下纳于肾,肾中精气上济于肺,如是呼吸方可维持一定的深度。因此,《类证治裁·喘证》曰:"肺为气之主,肾为气之根。肺主出气,肾主纳气,阴阳相交,呼吸乃和。若出纳升降失常,斯喘作矣。"①类似的论述还见于《医旨绪余·原呼吸》:"呼在肺而吸在肾者,盖肺高肾下,犹天地也。故滑伯仁曰,肺主呼吸,天道也;肾司阖辟,地道也。"②《医碥·杂症》亦曰:"肺司呼吸,气之出入,于是乎主之。且气上升至肺而极,升极则降,由肺而降,故曰肺为气之主。肾主纳气,故丹田为下气海;肺为气主,故胸中为上气海。肾水为坎中之阳所蒸,则成气,上腾至肺,所谓精化气,地气上为云也,气归于肺,复化为水,肺布水精,下输膀胱,五经并行。"③以上原文均从气机升降相应角度,指出呼吸要平和而不急促,维持一定的深度,必须要肾主纳气功能正常方可。肺肾两脏气机协调,才能使主气和纳气功能和顺以维持正常的呼吸运动。

七、象数思维与藏象的结合

如前所述,古人运用象数思维,其目的不是为了数,而恰恰是为了释"象",数乃是作为推演的一种手段。中医藏象学说除以"气"示"一"、以阴阳示"二"之外,"三""五"等数字的运用也较频繁。兹结合藏象学说举例如下。

1. 数字"三"的运用 《周易》的八卦即由上、中、下三爻组成,下者为地,中者为人,上者为天。老子亦有"道生一,一生二,二生三,三生万物"之论。《说文·三部》曰:"三,天地人之道也。从三数。"④在古代,天、地、人被视为宇宙系统的三大要素,故而有"三才"之说。古代中医学受此影响,把"三"作为基本模式,继而又衍生出六、九、十二等数的模式。数字之"三"在《内经》中共出现 543 次,说明"三"作为一种观念或模式在《内经》中的应用相当普遍⑤。藏象

---

① 林珮琴编著,孔立校注.类证治裁[M].北京:中国中医药出版社,1997:117.
② 孙一奎.医旨绪余[M].南京:江苏科学技术出版社,1983:36.
③ 何梦瑶.医碥[M].上海:上海科学技术出版社,1982:22.
④ 许慎.说文解字[M].天津:天津古籍出版社,1991:9.
⑤ 徐月英,谷峰,王喜涛.《黄帝内经》象、数、理思维模式[M].北京:北京师范大学出版社,2012:78.

学说中,以数字"三"构成的名词就有"三焦"。古代医家借"天、地、人"三才之象而论三焦之特性,指出:上焦法天,属阳;下焦法地,属阴;中焦法人,是阴阳升降出入之枢纽①。

2. 数字"五"的运用　先民对数字"五"尤为重视,在社会生活中以五建制历史悠久,以五行归类事物是古人把握事物的基本方法。受五行理论的影响,古代医家以"五"作为基本模式框架认识人体及其与自然的关系,继承和发展了五行学说②。有学者研究指出,《内经》中"五"出现频次最多,达 860 余次(《素问》463 次,《灵枢》399 次);从《内经》篇章内容看,专论"五"的篇章有《素问·宣明五气篇》《灵枢·五阅五使》等 17 篇(《素问》6 篇,《灵枢》11 篇)③。藏象学说中就有"五脏""五志""五体""五液""五华""五窍"等基本概念,均以"五行"作为主体,采用意象思维方式,论述脏腑的生理功能、生理特性及脏腑之间的连属关系,并由此构架了人体与自然界统一的理论模式。

八、以气—阴阳—五行象构筑藏象学说的基本框架

气一元论、阴阳学说、五行学说是我国古代朴素的唯物论和辩证法,是中国古代科学技术的自然观和方法论。气是构成万物的本原,强调物质世界的统一性,气分阴阳,阴阳是气的两种固有属性。阴气和阳气各具阴阳对立要素,相互渗透、相互作用。一气分阴阳,阴阳统一于气④。阴、阳二气又是一元之气四季变动的两个方面。阴阳二气在四季循环消长变化过程中又分为木、火、土、金、水五种状态⑤。就阴阳消长变化而言:春夏阳长阴消,秋冬阴长阳消。春季阳气初生,气候温暖,万物复苏,与五行之木性相符;夏季阳气隆盛,气候炎热,万物盛长,与五行之火性相似;长夏气候湿热,万物由盛长转为硕果

① 薛飞.黄元御《四圣心源》中气论与经方运用[D].昆明:云南中医学院,2012.
② 徐月英,谷峰,王喜涛.《黄帝内经》象、数、理思维模式[M].北京:北京师范大学出版社,2012:83.
③ 徐月英,谷峰,王喜涛.《黄帝内经》象、数、理思维模式[M].北京:北京师范大学出版社,2012:60.
④ 李德新.中医基础理论讲稿[M].北京:人民卫生出版社,2008:51.
⑤ 马淑然,肖延龄.天人相应的医学理论——藏象学说[M].深圳:海天出版社,2014:19-20.

累累,与五行之土性相似;秋季阴气渐生,气候转凉,万物气机收敛,与五行之金性相似;冬季阴气盛极,气候寒冷,万物气机潜藏,与五行之水性相似。这种气—阴阳—五行的四季循环往复是万物共生共存的前提,人体自然不能例外。由此,先贤借助我国古代哲学上气—阴阳—五行之范式认识人体脏腑组织结构及人体与自然万物的相互关系。中医学的气一元论、阴阳学说、五行学说是中国古代哲学和医学相结合,以哲学为世界观和方法论来阐释医学具体问题的典范,与纯粹的哲学理论不尽相同。

藏象学说基本框架的构筑,得益于气—阴阳—五行学说的渗透和影响。"气—阴阳—五行"思维模式是建筑在实体基础上升华为理性的思维模式,是阐发实体功能性及实体间相互关系的理论思维方式。如前文已述,按照气—阴阳—五行模式,中医学中所建立的心、肝、肺、脾、肾五脏便不再是人体解剖形态上的五个实体性脏器,而是具有五种相关功能的多个脏器的组合,"藏"的概念演变成功能性的"藏气"概念,"象"是与由生命活动中观察而获得的类似于气—阴阳—五行属性的功能状态之象。由此可知,按这一思维模式建立起来的"五脏"显然是超形态的,是人体的五大功能系统。

"气—阴阳—五行"思维方式又是理想化的整体性、模糊性思维模式,认为整体大于部分之和。当各部分之间存在相干性、协同性时,会有新质的突现。这个新质不是某一部分所具有的,而是系统整体才具有的。五行—五脏系统从整体出发,立足于整体来分析部分以及部分之间(脏与脏、脏与腑等)的关系,指出五脏是不可分割的,五脏之间彼此联系才突现生命功能的新质。不仅如此,五脏还与时间、空间等体外信息相互对应,构成一个内外沟通的有机整体①。通过外应自然界四时五气的联系方式,使脏腑功能具有时间、空间、方位、气候等多方面内容,构成了内外环境相统一的"天人相应"的"四时五脏阴阳"(图3-1②)藏象学说框架,标志着藏象学说的基本确立。

"气—阴阳—五行"思维模式是先民解说生命非线性现象时的简单而有效的思维方式③,是先贤构建藏象学说的基本思维方式之一。然不可否认的

① 张其成."气—阴阳—五行"模型的复杂性再探[J].中国医药学报,2003,18(5):276-277.
② 程士德.内经理论体系纲要[M].北京:人民卫生出版社,1992:75.
③ 张其成."气—阴阳—五行"模型的复杂性再探[J].中国医药学报,2003,18(5):276-277.

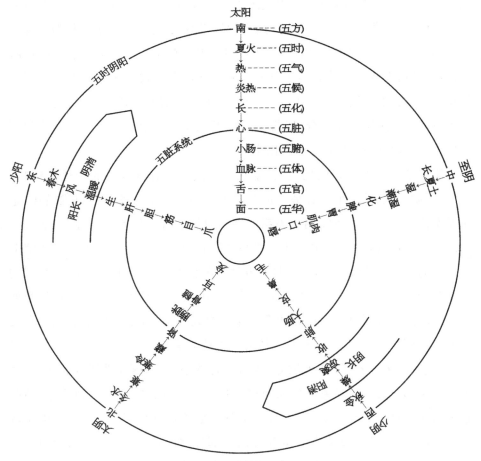

图 3-1 四时五脏阴阳结构模式图

是,这一思维模式依然存有主观臆测的因素,仍需在医疗实践中不断整合与提升。

九、"以象测藏"的整体思维

"藏象"一词意指从外在的"象"来把握内在"藏",由此可知藏象概念的确立受到意象思维的深刻影响。意象思维从根本上奠定了中医学"以象定藏"的藏象整体思维模式,它和中医学其他综合方法所确立的脏腑概念,已不再是人体脏器实体的一个简单映像,而是一种思维创造,它使脏腑的概念具有了模型的性质,因此,就变成了一种思维模式①。

"以象测藏"的整体思维模式决定了中医学所指的五脏系统和现代医学解剖学上的内脏系统有着本质的区别。然而,随着西学东进,很多学者开始采用现代医学的思维方式、技术手段研究中医,进而不时出现对藏象学说的一些名词术语难以把握、无法正确理解其含义的现象,进而导致对中医理论的不断怀疑和中医自信心的逐渐丧失。究其原因,主要是忽视了藏象学说,乃至中医理论形成的基础,违背了中医学固有的思维方式。倘或能从意象思维的角度试着去理解中医理论,中医学的很多术语、观点便可迎刃而解。可见,在学习藏象理论时,理应坚持意象思维指导,而不能盲目地运用现代医学的思维去分析和理解。否则,虽然有标新立异之意,但总不免东施效颦之嫌,导致不伦不类,很难正确理解其个中含义。

第二节　意象思维与气血津液理论

气血津液均为构成人体和维持人体生命活动的基本物质。气无形而主动,推动、激发人体各种生命活动,生命在于气的运动,代谢在于气化过程。血与津液,有形而主静,濡养、滋润人体各脏腑组织器官。中医学对气血津液的认识,无不渗透着意象思维的印迹。

一、气—阴阳模式释气血津液

中医学对气血津液含义的认识多源于先哲气—阴阳认知模式。

1. 借元气象释气之含义　中医学所论之气,最广泛、最集中、最重要者,莫过于人体之气。中医学对人体之气的认识,深受中国古代哲学元气论的影响。

---

① 马凤岐,王庆其.意象思维对中医学的影响[J].中医杂志,2013,54(9):1441-1443.

古代哲学元气论认为，天地万物都是由气融合而成，气是运行不息的物质，是万物感应的中介。气的聚散是万事万物生长与消亡的根本原因。气的生、长、化、收、藏是万事万物运行的基本过程。

先民由此推之于人，认为人作为万物之一自然由天地之气所生，人的形体是由气聚合而成的。诚如《庄子·知北游》所谓："人之生，气之聚也。聚则为生，散则为死。"①《素问·宝命全形论篇》所言："天覆地载，万物悉备，莫贵于人。人以天地之气生，四时之法成。"以上原文均意指人秉天地之气而成，气聚则生，气散则亡。

又人生存于自然界中，时刻离不开天地之气对人体生命活动所提供的必需的营养物质，如肺吸入的清气，胃摄入的谷气等。是故《素问·六节藏象论篇》曰："天食人以五气，地食人以五味。五气入鼻，藏于心肺，上使五色修明，音声能彰；五味入口，藏于肠胃，味有所藏，以养五气。气和而生，津液相成，神乃自生。"经文提示：机体将摄入的空气、水、食物等"天地之气"经过一系列气化作用而转化成生命物质，内养脏腑，外濡腠理，以维持生命活动。因此，中医学认为人体之气是维持人体生命活动的最基本物质。

此外，人体生命活动归根结底是由气的升降出入运动所促成的。如果气的运动一旦停息，就意味着生命活动的终止，故《素问·六微旨大论篇》曰："出入废则神机化灭，升降息则气立孤危。"以人的呼吸运动为例，人体不断吸清呼浊，与自然界进行气体交换；又如人的消化功能，不断摄入水谷，其精气（营养物质）被吸收而转输至全身，其浊气（食物糟粕）下传而排出体外等。以上生命活动均蕴含着气的升降出入运动。再如脏腑经络等的生理活动，血、津液等的运行输布，体内各种物质之间的转化、代谢等，均是在气的推动、激发下进行，亦是在其升降出入运动中发生各种变化。因此，气的升降出入运动（气机）及其由此而产生的各种变化（气化），是维持人体生命活动的基本保证。

总而言之，气是构成人体和维持人体生命活动的具有很强活力的最基本物质。诚如刘河间在《素问病机气宜保命集·原道论》指出："人受天地之气，

---

① 曹础基注说.庄子[M].开封：河南大学出版社.2008：306.

以化生性命也。是知形者生之舍也，气者生之元也，神者生之制也。形以气充，气耗形病；神以气立，气纳神存。"①可见人体生命起始于气之聚合，终止于气之离散。一旦气绝，生机便息。因此，人体本身就是一种生生之气，是维持气的生化与聚合的场所。形为体，气为用。

　　人之生命核心在于气，气是依附于形体上的一种生理征象。有气则生，生则显现出生命的气象。无气则亡，亡则气息消散，解剖之后不可能寻找到气之象，只能看见没有气息的尸体。正是基于气之理论的指导，先贤研究人体时选择了对活体进行动态的整体观察作为最主要的研究方式，也就是透过外在的现象去分析内部的变化②。这一研究方式恰好体现了意象思维对中医学气之概念建立的影响。

　　2. 借阴阳象分气血津液之属性　先贤以阴阳属性为取象依据，以类比气、血、津液之属性。

　　就气血津液的形质、功用而言：气本无形，具有温煦、推动、激发等生理作用，故属阳，中医学常径称其为"阳气"。血乃有形，具有滋养、濡润、宁静等作用，故属阴，中医学常径称其为"阴血"。津液为液态物质，亦有滋润濡养、化生血液等作用，故也属阴，中医学常径称其为"阴津""阴液"，临床则将津液亏耗统称为"伤阴""阴虚"，将生津增液统称为"养阴""滋阴"。

　　伴随着阴阳概念的产生，先贤以阴阳的相对概念对宇宙本原之气的两种属性进行标示，形成了古代哲学中"气分阴阳"的思维方式，进而以阴阳二气的升降聚散运动来阐释宇宙万物生成和变化的终极原因。《春秋繁露·五行相生》曰："天地之气，合而为一，分为阴阳。"③认为阴阳二气合而为一，即是宇宙之本原之气。此本原之气一分为二，则为阴阳二气。援古代哲学气分阴阳之思维方式，中医学将人体中的各种气，包括一身之气、元气、宗气、营气、卫气以及脏腑之气亦分为阴阳两个部分，以表明气的两类不同作用，阐释机体的脏腑功能和生命进程。根据人体一身之气的运动趋势和所起作用的不同，将其分为阴气与阳气两大类。其中阴气主凉润、宁静、抑制、肃降，阳气主温煦、推动、

　　① 刘完素著，鲍晓东校注.素问病机气宜保命集[M].北京：中医古籍出版社，1998：58.
　　② 毛嘉陵，王晨.中医象思维的文化解读[J].医学与哲学，2010，31(12)：4-7.
　　③ 凌曙注.春秋繁露[M].北京：中华书局，1975：457.

兴奋、升发①。又据营气与卫气运行与功能的差异,分别称之为"营阴""卫阳"。因营气行于脉内,与血不可分离,且具有营养作用,故营属阴,营气又称为"营阴";卫气行于脉外,具有卫外、防御外邪入侵的作用,故卫属阳,卫气又称为"卫阳"。

又按照三阴三阳模式,诚如《素问·天元纪大论篇》所言:"阴阳之气,各有多少,故曰三阴三阳也。"先贤依据阴阳之气的多少盛衰将气又分为三阴气、三阳气。先贤以"一、二、三"表示阴阳之气的量级从少到多。按《素问》的《阴阳别论篇》《经脉别论篇》等的记载,一阴为厥阴、二阴为少阴、三阴为太阴一阳为少阳、二阳为阳明、三阳为太阳②。

二、援天人应象释气血津液生成

在天人相应思想影响下,《内经》以援物比类的意象思维方式,认识气血津液的生成。

1. 援生活观察之象释气之生成　先民在观察自然、体验生命的基础上,联想体悟到万物乃阴阳二气交感化生,人之生命则由男女精气交合而来。

关于人由气构成的思想在先秦时期业已见端倪,如《庄子·知北游》有"人之生,气之聚也。聚则为生,散则为死"③之论。《管子·内业》进一步指出:"精也者,气之精也。""人之生也,天出其精,地出其形,合此以为人。"④此处"精"乃是气中最纯粹的部分,其是气之精华。《淮南子·精神训》则认为"烦气为虫,精气为人"⑤。由此可见,古人认为气乃是维持人体生命并贯穿于整个生命活动始终的最重要物质。

中医学关于气之生成来源的理论,亦受先民关于气的认识的影响。中医

---

① 孙广仁.论"气分阴阳"对中医学气学理论的影响[J].南京中医药大学学报(社会科学版),2001,2(1):11-13.
② 徐月英,谷峰,王喜涛.《黄帝内经》象、数、理思维模式[M].北京:北京师范大学出版社,2012:16.
③ 曹础基注说.庄子[M].开封:河南大学出版社,2008:306.
④ 管仲撰,梁运华点校.管子[M].沈阳:辽宁教育出版社,1997:140-141.
⑤ 刘安等编著,高诱注.淮南子[M].上海:上海古籍出版社,1989:68.

学论述人体之气的生成来源主要有三：即封藏于肾,秉受于父母的先天精气；脾胃从饮食物中运化而成的水谷精气以及肺吸入的自然界清气。《灵枢·天年》指出,人之始生,"以母为基,以父为楯"。《灵枢·决气》曰："两神相搏,合而成形,常先身生,是谓精。"若未秉受父母先天精气,就不可能产生人之生命,更无从谈及人体之气的生成,这是人之通识之象。

明代医家孙一奎《医旨绪余·原呼吸》云："平人绝谷,七日而死者,以水谷俱尽,脏腑无所充养受气也。然必待七日乃死,未若呼吸绝而死之速也。"①原文意指健康之人,一日不食则气短乏力,七日不食则无病而终,此乃人之常识,这一认知正提示水谷精气对于人体之气生成的重要作用；再者,日常生活中未见有呼吸表浅急促而气充神旺者,更未见有呼吸停止而生命延续者,由此窥见自然界清气亦为人体之气生成的重要来源。

可见,人体之气的生成理论,正是古代医家从人体生命现象的观察中升华、提炼而来。

2. 援天人应象释气血津液生成　承前所述,"天地合气,化生万物"是中国古代哲学关于自然界演化的核心原理。《内经》承袭这一观点,对气血津液等构成人体和维持人体生命活动的基本物质认识的获得除了与生活观察有关外,亦导源于天地合气的认知。

脾胃运化之水谷精微"传于肺"("上注于肺""上归于肺")是气血津液赖以生成的一个重要共性环节,气聚而形成血、津液,故有学者提出"肺脾合气化生气血津液"。这一理论正是导源于"天地合气而万物化生"这一自然界演化原理的援物比类②。

《内经》认为人禀天地之气而生。正如《灵枢·九针论》所言"五脏之应天者肺。肺者,五脏六腑之盖也",指出肺为人体之"天"。又脾胃五行属土,为人身之"地"亦顺理成章。故有学者提出人身之"天""地"者,肺、脾也,执此观点以类比推演,则人身之天地合气,即肺脾合气而化生万物,气血津液生成即为肺脾合气而成②。

---

① 孙一奎.医旨绪余[M].南京：江苏科学技术出版社,1993：36.
② 李如辉.《内经》的气血津液生成理论及其发生学原理[J].上海中医药大学学报,2001,15(3)：11-12.

三、援天人应象释气血津液运行

在天人相应思想影响下,先贤遂以援物比类的意象思维方式,认识气血津液在体内的运行。

1. 据"圜道观"释气血循环　先贤早就观察到宇宙万物有着周而复始的环周运动,并将其称之"圜道观"。如《吕氏春秋·圜道》曰:"日夜一周,圜道也;月躔二十八宿,轸与角属,圜道也;精行四时,一上一下各与遇,圜道也;物动则萌,萌而生,生而长,长而大,大而成,成乃衰,衰乃杀,杀乃藏,圜道也。"① 中医学在圜道思维的影响下,推演出人体内气血在经脉中运行亦是如此循环无端,周流不息的,故《素问·举痛论篇》曰:"经脉流行不止,环周不休。"

然先贤论气血循环,大多以胃为中心②,如《灵枢·玉版》言:"人之所受气者,谷也。谷之所注者,胃也。胃者,水谷气血之海也。海之所行云气者,天下也;胃之所出气血者,经隧也。经隧者,五脏六腑之大络也。"《灵枢·五味》亦指出:"谷始入胃,其精微者,先出于胃之两焦,以溉五脏,别出两行,营卫之道。"由以上经文可知,先贤认为胃受纳水谷,为气血之源,且将其喻为气血之海。同时,先贤借助海之行云气于天下,推及胃所出之气血通过经隧而布散五脏六腑。而十二经脉首尾衔接的气血循环,则如《灵枢·营气》所言:"气从太阴出,注手阳明……下注肺中,复出太阴。此营气之所行也,逆顺之常也。"营气行于十二经脉中,从手太阴肺经至足厥阴肝经而复出手太阴肺经,周而复始,永无休止。是故《灵枢·动输》有言:"营卫之行也,上下相贯,如环之无端。"可见,先贤关于气血循环周身的认识正是在古代"圜道观"思想影响下而形成的。

2. 援天地升降之象释气的运动　气的运动,称为气机。尽管气的运动形式多种多样,但其基本形式可概括为升降出入四种。对于气运动的基本规律,《素问·六微旨大论篇》认为是"升已而降,降者为天。降已而升,升者为地。

---

①　谷声应译注.吕氏春秋白话今译[M].北京:中国书店,1992:39.
②　邢玉瑞.中医思维方法[M].北京:人民卫生出版社,2010:55.

天气下降，气流于地。地气上升，气腾于天。故高下相召、升降相因，而变作矣。"这一认识的获得是取天地之气运动之象类比而来的。

天气下降，地气上升，天地阴阳两气氤氲交感，相错激荡，正是宇宙万物形成并不断运动变化的原始动因。古代思想家正是基于对天地之气升降出入之象的直接观察，再经理论升华，认为运行不息之气，乃万物生成变化之本原，诚如明代罗钦顺《困知记》中所云："盖通天地，亘古今，无非一气而已。气本一也，而一动一静，一往一来，一阖一开，一升一降，循环不已，积微而著，由著复微，为四时之温凉寒暑，为万物之生长收藏。"①罗氏之论，充分说明世间万物生化及其运动变化均是气的运动变化的结果。

人与天地相参，人与自然界一样，其一切生命活动的维持，也有赖于人体之气的正常运行。故《素问·阴阳应象大论篇》在阐释阴阳应验于天地万物所表现的征象时曰："清阳出上窍，浊阴出下窍；清阳发腠理，浊阴走五脏。"经文指出，因清阳为天，本乎天者亲上；浊阴为地，本乎地者亲下，故清阳主上升、浊阴主下降，又阳主卫外、阴主内守。先贤正是以天地之阴阳拟一身之气血，基于气的升降出入特点，中医学建立了如前所述的人体脏腑气机升降规律的认识。若人体之气的升降出入运动异常，即可导致各种气机失调的疾病。若气上升太过而下降不及，可致气逆，如肺气上逆、肝气上逆、胃气上逆。若气的上升不及而下降太过，则可致气陷，如脾虚气陷。若气内闭而不能外达，可致气闭。若气不能内守而向外逸脱，可致气脱。

3. 援四时气候之象释气血津液运行　承上所述，先民对气候之象观察细致入微而又深刻。古代医家亦以四时气候不同之象释人体气血津液运行。

（1）借云雨之象拟清阳浊阴之运行：《素问·阴阳应象大论篇》曰"地气上为云，天气下为雨；雨出地气，云出天气。故清阳出上窍，浊阴出下窍"。张景岳对此释曰："本乎天者亲上，本乎地者亲下也。"②清阳之气本于天，故以"云出天气"拟人体之清阳之气于上窍而出；浊阴之液本于地，故以"雨出地气"拟浊阴之液于下窍而出。

---

①　李其忠.中医基础理论纵横解析[M].北京：人民卫生出版社，2006：82.
②　孙国中、方向红点校.类经[M].北京：学苑出版社，2005：23.

（2）借气候对水运行的影响类推血与津液的运行：先贤借用水受寒温的影响而表现出凝涩与流动，类比血和津液在脉内、体内的功能与运行。如《素问·八正神明论篇》曰："天温日明，则人血淖液而卫气浮，故血易泻，气易行；天寒日阴，则人血凝泣而卫气沉。"指出天暖日明之时，天之阳气盛于阴气，天人相应，人体此时亦为阳气较盛，故人之血行滑润畅行而易泻，卫气外浮于表故易行；天寒日阴之时，天之阴气盛于阳气，天人相应，人体此时亦为阴气较盛，故人之血行易凝滞不畅，卫气趋内。经文从天人相应角度，由随天寒、天温之不同而有阳气盛衰变化，进而类比寒温对气血运行之影响。《素问·离合真邪论篇》又以自然界气候变化而引起经水或静或动或涌起的自然现象为喻，比拟血之运行，其文曰："天地温和，则经水安静；天寒地冻，则经水凝泣；天暑地热，则经水沸溢；卒风暴起，则经水波涌而陇起。夫邪之入于脉也，寒则血凝泣，暑则气淖泽，虚邪因而入客，亦如经水之得风也，经之动脉，其至也亦时陇起。"经文正是借气候变化对江河湖水流动的影响类推六淫邪气对人体经血运行的影响，即是将意象思维运用于气血运行的病理变化之中。

（3）借月亮盈亏对海水运行的影响类推血与津液的运行：中医学借用海水受月亮盈亏的影响而表现出潮涨与潮落，类比月亮盈亏对血和津液在体内、脉内运行的影响。如《灵枢·岁露》言："月满则海水西盛，人血气积，肌肉充。""至其月廓空，则海水东盛，人气血虚，其卫气去，形独居，肌肉减。"《素问·八正神明论篇》亦曰："月始生，则血气始精，卫气始行；月廓满，则血气实，肌肉坚；月廓空，则肌肉减，经络虚，卫气去，形独居。"以上经文指出，当月亮开始充盛时，人体气血也随月新生，逐渐充盈，卫气亦随之开始畅行；当月亮正圆时，人体的气血随之充实，肌肉坚强；当月亮阴晦无光时，人体气血也相应衰减，肌肉减弱，经络也随之空虚，卫气也随月晦而衰减削弱。可见，人体气血津液运行随月亮盈亏而出现变化的认识，是先贤由观察海水潮汐因月亮盈亏所变之象而获得的。这一认识对于摄生防病、诊断治疗均具有重要的参考价值和指导意义。故《素问·八正神明论篇》据此而提出"月生无泻，月满无补，月廓空无治，是谓得时而调之"，即是提示：月亮初生的时候，不可用泻法；月亮正圆的时候，不可用补法；月黑无光的时候，不要针刺。这正是所谓顺着天时而调治气血的针刺法则。

（4）借四时气温不同释人体气血四季运行表里变化：《素问·四时刺逆从论》曰："春气在经脉，夏气在孙络，长夏气在肌肉，秋气在皮肤，冬气在骨髓中。"经文指出：春天天气始温，人体经脉通行，故人体气血集中在脉内流行；夏季，经脉中气血充足，流溢至孙络，孙络受血，皮肤充实；长夏则经脉、络脉均盛满气血，故内溢肌肉；秋天天气始收敛，腠理开始闭塞，皮肤开始收缩紧密起来；冬天主闭藏，血和气都在内部深处，内注入骨髓，和五脏相通。可见，先贤借天人相应象，由四季气候寒温不同，推导出人体气血运行随四季气温变化亦有表里深浅不同。

（5）借昼夜阳气运行不同推导气血运行：通过对太阳的观察，古人发现随着日出日落，阳气的昼夜消长不同，由此推演出气血运行有表里不同。《素问·生气通天论篇》曰："阳气者，一日而主外，平旦人气生，日中而阳气隆，日西而阳气已虚，气门乃闭。"《灵枢·营卫生会》亦曰："日中而阳陇为重阳，夜半而阴陇为重阴……夜半为阴陇，夜半后而为阴衰，平旦阴尽而阳受气矣。日中为阳陇，日西而阳衰，日入阳尽而阴受气矣。"以上经文指出，人体阳气，白天主卫外，昼夜之间，日出日落，阳气随之出现消长变化，即早晨阳气开始生发，中午阳气隆盛，太阳西下时阳气渐虚，人体腠理随之闭密。《望诊遵经·昼夜阴晴相参》对此明确论述"昼为阳，卫气日行于阳；夜为阴，卫气夜行于阴。天温日阳，则人血淖溢而卫气浮；天寒日阴，则人血凝泣而卫气深。色以应日。昼则气行于阳，色之见也当光辉而外映；夜则气行于阴，色之见也当明润而内含"[①]，指出昼夜之间，人体之气运行有表里之别，血行亦随气而有浮沉之变，故常人面色尽管都明润，但白天相对外显，夜间相对内含，这是人顺应天时自然之势的表现。

四、援生命壮老之象释气血盛衰

古代医家根据人体外在的可观之象，结合医者自身的意会领悟，将人体气血盛衰的规律描绘得形象生动，有理有据，充分彰显古代医家思维的灵活性和

[①]　汪宏辑著.望诊遵经[M].上海：上海科学技术出版社，1982：16.

创造性。如《灵枢·天年》系统叙述了人十岁至百岁期间气血盛衰、脏腑强弱等的变化,指出:人十岁时,五脏始定,气血畅通,气在下,故而喜好走动;二十岁时,气血始旺盛,肌肉始发达,故而走路像小跑一样敏捷;三十岁时,五脏发育强健,肌肉坚固,血脉盛满,故而步履稳重;四十岁时,五脏六腑、十二经脉都健全到了不能再盛长的程度,从此腠理开始疏松,颜面的荣光颜色开始衰弱,头发两鬓开始变白,平盛后不能再向上发展,故而好坐;五十岁时,肝气开始衰弱,肝叶开始变薄,胆汁开始减少,两眼变得不再明亮;六十岁时,心气开始衰弱,故而经常苦闷悲伤,气血开始运行缓慢,故而好卧;七十岁时,脾气虚弱,皮肤干枯;八十岁时,肺气衰弱,魂不藏魄,故而言语常发生错误;九十岁时,肾气将要枯竭,其他四脏经脉空虚;百岁时,五脏皆空虚,神和气都消失了,只有形骸存在而死去。由此,中医临床可依据不同年龄气血盛衰的规律性变化,作为临床辨治的重要依据之一。

第三节　意象思维与经络理论

"经络"一词,原为纺织术语,经为纵向主线而络为细丝。中医借助纺织中的主干和分支的形象来比拟人体的经络系统。经络是运行全身气血、联络脏腑肢节、沟通上下内外、调节机体各部的独特系统。经络运行气血的功能则是对中医的藏象、气血等理论的必要补充和整体诠释。《内经》确立了以十二经脉的气血循环流注作为经络系统的基本框架,从而在传统中医理论的整体构建中起到至关重要的作用,故经络理论实际上成为整个中医理论体系的主体结构[①]。经络理论的形成与发展,皆可见意象思维运用的印记。如通过阴阳应象以释经脉的命名、分布或流注特点等;通过天体时间之象或地理山川之象比喻经气的运行规律等;通过自然现象的提示归纳经络起源、针刺手法或腧穴命名等。总之,意象思维在经络理论的诸多方面均有广泛体现。

---

① 李磊,尤传香.试论经络理论的文化内涵[J].南京中医药大学学报(社会科学版),2013(1):12-15.

一、阴阳应象与经脉

1. 援阴阳象释经脉命名　经络的命名经历了一个不断修正的过程。经络最初纯粹是生活体验与临床实践的产物，没有任何形而上的理性概念作指导，所以其名称最初也充分体现了朴素唯物观的特征。但当经验的经络遇到哲学化的脏腑阴阳六气学说之后，其生理病理的理论内容及名称方法都开始不断向其靠拢。古代医家援阴阳象为十二经脉命名。《灵枢·经别》有云："六律建阴阳诸经而合之十二月……十二经脉者，此五脏六腑之所以应天道。"①十二经脉分别隶属于十二脏腑。因脏为阴，腑为阳，因而有阴经属脏、阳经属腑的命名规律。可见，十二经脉的命名运用了取象比类的方法，并且以阴阳哲理为其主要的建构工具。

2. 援阴阳象释经脉分布　古代医家取"阳主外""阴主内"的观念，规定分布于人体四肢外侧者为阳经、分布于四肢内侧者为阴经、行于背部者多为阳经、行于腹部者多为阴经的大体规律。此外，奇经八脉中的阴阳跷脉、阴阳维脉也分别分布在肢体的内侧与外侧。至于某些不合此规律的经脉分布（如足阳明胃经行于腹部）或许是阴阳配属与实际体验之间产生矛盾时的妥协方式。

在脏腑确立之后，依据脏与腑之间的形态结构及其生理功能，分门别类地建立了脏腑及其相应经脉之间的表里关系。脏为里，腑为表，一脏一腑，一表一里，一阴一阳，相互配合。经络将人体分为阴阳两个系统，五脏为阴，六腑为阳，这就如同《易经》中将太极分为阴阳两仪。

3. 援阴阳象释经脉流注　在意象思维指导下形成的阴阳学说认为，阴阳之间总是阴极阳生，阳极阴生。因此，三阴三阳的运转总是按"一阴（厥阴）→二阴（少阴）→三阴（太阴）→一阳（少阳）→二阳（阳明）→三阳（太阳）"这样的次序进行，阴尽阳生，阴阳相移，如环无端，这就形成了十二经脉的流注过程。

---

① 田代华、刘更生整理.灵枢经[M].北京：人民卫生出版社，2005：40.

二、天人应象与经气运行

中国古人很早就认识到宇宙万物有着周而复始的环周运动（既包括时令规律的周而复始，也包括空间方位的周而复始），并将其概称为"圜道观"。《吕氏春秋·季春纪》①明确指出："日夜一周，圜道也。月躔二十八宿，轸与角属，圜道也。精行四时，一上一下各与遇，圜道也……"中医学也以"圜道观"为依据，借助该文中"水泉东流，日夜不休，上不竭，下不满"之语，明确提出了"经脉流行不止，环周不休"（《素问·举痛论篇》）的观点。因此，时间象和空间象的有机融合，并类推入中医经络体系，形成了人体经气运行"如环无端"的独特认识。具体表现在天体时间之象和地理山川之象各自对人体经气运行规律的影响，详述如下。

1. **天体时间之象与经气运行**　古代医者基于天体运动和四时变化之象，结合自身的体验和领悟，提出经气的运行规律。即经气的运行循天体运动之规律，有"与时偕行"的特点。如：

（1）日节律：《灵枢·卫气行》指出"卫气之行，一日一夜五十周于身，昼日行于阳二十五周，夜行于阴二十五周，周于五脏"②。即经气运行与日同出没，与昼夜相对应，早晨经气从阳经出，傍晚经气复归五脏。此外，经气的运行与太阳轨迹趋同一致。早晨经气升，中午经气盛，日落经气虚。所以卫气运行至阳分，人就睡醒；行至阴分，人就入睡。营气的循环起于手太阴经而复会于手太阴经，所以太阴主内；卫气的循环起于足太阳经而复会于足太阳经，所以太阳主外。夜半是阴气最盛的时候，夜半以后阴气就逐渐消退，黎明阳气开始升起。中午是阳气最盛的时候，日落西下时阳气渐衰，黄昏之时阳气已经衰退，阴气继之升起。到半夜时，营卫之气相会和，此时人们都在卧睡，叫做合阴。次日黎明，阴气衰尽，阳气又开始转盛，如此循环不息，就像天地日月的运转一

---

①　吕不韦原著，张双棣、张万彬、殷国光等译注.吕氏春秋译注[M].长春：吉林文史出版社，1987：85.

②　田代华、刘更生整理.灵枢经[M].北京：人民卫生出版社，2005：151.

样①。后世医家还由此制定出子午流注的经气运行规律表，即在一日之内，经脉之气分别旺于一定的时辰，如足少阳胆经旺于子时，足厥阴肝经旺于丑时等。

经络运行规律的十日节律，即与十天干相配。《灵枢·阴阳系日月》最早记载手十经的日象，指出："手之十指，以应十日。"②其实天干也是古人意象思维的一种反映（如"甲"为草木破土而萌之象，"乙"为草木初生，枝叶柔软屈曲之象）。可以说，经络的日象和时象，既是临床针刺按时开穴的理论依据③，同时也反映了"天人相应"观念植入经络理论的意象思维模式。

（2）月节律：月球与地球相对的位置对人体的血气盛衰有很大的影响。初一到十五，月相由初月到满月，人的血气也逐渐开始旺盛。满月时血气旺盛到极点，满月后血气逐步下降。《素问·八正神明论篇》指出："凡刺之法，必候日月星辰，四时八正之气，气定乃刺之。是故天温日明，则人血淖液，而卫气浮，故血易写，气易行；天寒日阴，则人血凝泣，而卫气沉。月始生，则血气始精，卫气始行；月郭满，则血气实，肌肉坚；月郭空，则肌肉减，经络虚，卫气去，形独居。"④中医利用这一天人应象规律来探索针刺效果的月节律，从而发现了天体时间之象与经气运行的内在关联。

（3）年节律：一年之中，经脉也会相应地变化，如正月建寅，是阳气发生的月份，应合于左足的少阳经；二月建卯，应合于左足的太阳经等。《灵枢·阴阳系日月》最早论述足十二经脉的月象，指出："故足之十二经脉，以应十二月。"⑤左足少阳、太阳、阳明经脉，分别旺于一、二、三月；右足太阳、阳明、少阳经脉，分别旺于四、五、六月；右足少阴、太阴、厥阴分别旺于七、八、九月；左足厥阴、太阴、少阴分别旺于十、十一、十二月。此外，十二经之气血多少的确定同样运用了意象思维的方法，《灵枢·经水》具体阐述了十二经脉与十二经水的对应关系，说明"十二经之多血少气，与其少血多气，与其皆多血气，与其皆少血气，皆有大数"⑥。临

①　杨炜敏.人体经络与气候变化的关系[D].西安：长安大学，2008.
②　田代华、刘更生整理.灵枢经[M].北京：人民卫生出版社，2005：88.
③　吴润秋、杨绍华.《黄帝内经》象思维之研究[J].湖南中医杂志，2007(1)：57-61.
④　田代华整理.黄帝内经素问[M].北京：人民卫生出版社，2005：54.
⑤　田代华、刘更生整理.灵枢经[M].北京：人民卫生出版社，2005：88.
⑥　田代华、刘更生整理.灵枢经[M].北京：人民卫生出版社，2005：42.

床应用时，"刺之深浅，灸之壮数，亦当有所辨也"①。

2. 地理山川之象与经气运行　远古农耕时代，古人择水而居。因此到了战国时代，中国的水利工程技术已大有发展。《管子·度地》②有圣人"择地形之肥饶者。乡山，左右经水若泽。内为落渠之写，因大川而注"的记载，意指从主河道分出的纵横交错、四通八达的网络状支流或沟渠，可以分流或排水，并随地流入大江大河。《管子·水地》③又言："水者，地之血气，如筋脉之通流者也。"因此，从自然界的十二条河流，类推及人身有十二条经脉。可见，先哲在观察自然河海之象、水流运动之象以及其时的水利工程之象基础上获取灵感，从而体悟探索出经气运行的特点和规律。

是河流就有宽窄，就有可能改道，甚至可能泛滥。以此象类推，人体的经脉在运行血气时也有可能发生或干涸，或泛滥，或壅塞的病变。《灵枢·痈疽》曰："血脉营卫，周流不休，上应星宿，下应经数……经脉败漏，熏于五脏，脏伤故死矣。"这里所讲的"经数"是指水在地面上流行的经纬度。《灵枢·痈疽》又曰："经脉留行不止，与天同度，与地合纪。故天宿失度，日月薄蚀；地经失纪，水道流溢。草萱不成，五谷不殖，径路不通，民不往来，巷聚邑居，则别离异处。血气犹然。"④在这里，古人明确指出了患病原因是经气运行的异常。"流溢"和"经脉败漏"都有泛滥之意。脏腑病变时，经络似肌肤糜烂、河水泛滥。而脏腑无病时经络较窄，可将气血大量、快速地运送至脏腑之中。因此，《灵枢·经脉》中讲："经脉者，所以决生死，处百病，调虚实，不可不通。"⑤这里说的"通"是到达之意，而"不通"就如同河坝决堤、河水泛滥，船只找不到方向所以也就无法到达目的地。总之，从江河奔流之象类推经气状态，是意象思维在经络理论体系中的具体体现。

再以五俞穴为例，古代医家将经气的运行比喻为自然界水流之象的同时，结合水流由小到大、由浅入深的变化现象来概括五俞穴的特点。水从源头而

①　刘凡，鞠静，陈泽林.象思维在中医学应用举凡[J].浙江中医药大学学报，2013(2)：128 – 131.
②　管仲著，孙波注释.管子[M].北京：华夏出版社，2000：313.
③　管仲著，孙波注释.管子[M].北京：华夏出版社，2000：243.
④　田代华，刘更生整理.灵枢经[M].北京：人民卫生出版社，2005：166.
⑤　田代华，刘更生整理.灵枢经[M].北京：人民卫生出版社，2005：31.

起,由微弱细流,到水流渐盛,至波澜壮阔,终汇合入海的一系列景象。井穴多位于手足之端,似水之源头,是经气开端所出之处。荥穴多位于掌指或跖趾关节之前,似水流微弱未成大流之象,这是经气运行的部位,谓"所溜为荥"。输穴多位于掌指或跖趾关节之后,输穴所在之处经气渐盛,似水流此时由小变大、由浅入深之象,因而有"所注为输"的概括。经穴多位于腕踝关节以上,似水流变大,畅通无阻,此乃经气强盛运行经过的部位,因此谓之"所行为经"。合穴位于肘关节和膝关节附近,经气由此深入,似江河之水汇入大海,因合于脏腑部位,而有"所入为合"的描述。即井、荥、输、经、合穴,称之为出、溜(同"流")、注、行、入,像水泉之初出及流通,以至于潜合入内。《难经本义·难经汇考》引《项氏家说》①云:"凡经络之所出为井,所留(同'溜')为荥,所注为腧,所过为原,所行为经,所入为合。井像水之泉,荥像水之陂,输像水之窦,窦即窬字也,经像水之流,合像水之归。皆取水之义也。"此说法虽多为比喻义,倒未必尽然,然其取之以喻水泉之流则颇有道理②。

中医学亦借用四季气候变化对江河之水的影响,推论六淫邪气对经脉气血运行的影响③。《素问·离合真邪论篇》曰:"地有经水,人有经脉。天地温和,则经水安静;天寒地冻,则经水凝泣……夫邪之入于脉也,寒则血凝泣,暑则气淖泽。"④以水受寒温影响而汹涌与凝泣,类比经气运行受寒温影响的流利与滞涩。天寒地冻,河湖结冰,此时经水凝泣,不适施针,针则难以调气,唯损气血而已。天热地温,则经水满盛,此时施针,浅刺即可达调气理血之目的。从经络学说的内涵看,如此比附也是意象思维的产物。

三、自然现象与经络腧穴

1. 意象思维与经络起源

(1) 援生活体验之象释经络起源:上古时期,先民于日常生产生活过程

①　滑寿著,王自强校注.难经本义[M].南京:江苏科学技术出版社,1987:9.
②　周玲玲、赵宏亮、陈以国.浅谈从"天人相应"角度看待人体经络[J].江苏中医药,2014(10):10-12.
③　邢玉瑞、孙雨来.类比思维与中医藏象学说的建构[J].山东中医药大学学报,2002,26(6):414.
④　田代华整理.黄帝内经素问[M].北京:人民卫生出版社,2005:56.

中,常有这样的感受,即身体某一部位被石块、树枝碰撞,或被其他尖锐之器刺破,或为火热灼伤时,身体的其他部位所患病痛随之减轻或消除。经无数次体验与试探,古人逐渐发现并认识到石刺、火灼某些部位有缓解疼痛或治疗疾病的作用,由此而出现了用砭石、火灸治疾的早期医疗活动。随着青铜器和铁器的使用,逐渐出现了金属针具。可见针灸治病的起源,极有可能与古人的"生活体验之象"有关,并运用类比、联想等思维方式,逐步构建出了经络理论的雏形。

随着穴位的出现,古人发现当刺激某一穴位时,会有明显的针感传导现象,甚至可体会到其传导路线。而且,具有同类主治功效的穴位,又多排列在一定的感传线路上。通过这种可感之"象",古人认为或许有一条贯穿相关穴位的传导路线存在,并在此基础上结合阴阳、脏腑等理论,连点成线,最终勾勒了经络的循行路线。正是在这种"立象尽意"的基础上,经络腧穴理论才得以形成并逐步发展。

(2)援内景反观之象释经络起源:作为古代养生保健术之一的气功导引,其习练者在练功达到"入静"境界后,会逐步体察到气感贯流人体躯干一周,并使其他路线相继贯通。随着这种人体传导路线感觉的长期积累,习练气功者往往会对这种全身路线的分布有一定的感受和认识。由此可见,练功者凭借亲身体验而获得经络的存在感,也为经络理论的形成奠定了基础。诚如明代医药家李时珍在《奇经八脉考》[①]中所说:"内景隧道,唯反观者能照察之。"即强调练功体悟之象(内景反观)是获得经络循行之感的有效途径之一。

2. 意象思维与根结、标本、气街、四海 根结理论描述了人体气血起始于四肢末端而上达头胸腹的向心性流注特点,并且与具体的部位和穴位相联系,因而是对五输穴和十二经别系统的补充[②]。"根"是经气起始的根源处,"结"是经气归结的聚会处。足六经有根有结,根为井穴,结在头胸腹部。手足三阳经则有根、溜、注、入,根为井穴,溜为原穴,注为经穴,上入在颈部,下入为络穴。

---

① 李时珍撰辑,王罗珍、李鼎校注.奇经八脉考校注[M].上海:上海科学技术出版社,1990(2):30.
② 李磊,尤传香.试论经络理论的文化内涵[J].南京中医药大学学报(社会科学版),2013(1):12-15.

根为经气始发之地，在四肢末端；结、溜、注、入位皆在上，代表经气的归结。

　　经脉的标本是指十二经脉在人体头面胸腹四肢的特定部位。"本"即根本，指经气起始处；"标"，树之末梢，指经气向上归结于头身处。脉气所止处，位置较高为标；在四肢末端的特定部位是脉气所起处，位置较低为本。张志聪谓："盖以经脉所起之处为本，所出之处为标。"依《灵枢·卫气》载，十二经之本均在四肢，标在头面躯干，阳经标在头颈部，阴经标多在背俞部位，即上标下本。因经脉的联系及气血的周流运行，使人体上和下、四肢和头身形成相互对应和依赖的关系，因此在反映病候和临床治疗时是有一定规律的。如上病下取、下病上取的取穴法，就是以标本理论为依据的。因此，《灵枢·卫气》有"能知六经标本者，可以无惑于天下"的评论。可见，古人利用意象思维的方式，通过树木的形象及树之根本与末梢的密切联系，说明经脉的标本，并实践于临床的意图是显而易见的。

　　气街，《说文》释为"四通道也"，是经气汇集、通行的共同道路。《灵枢·动输》谓之"四街者，气之径路也"①。《灵枢·卫气》又说："胸气有街，腹气有街，头气有街，胫气有街。"②同时指出它们的具体部位是："气在头者，止之于脑；气在胸者，止之于膺与背俞；气在腹者，止之背俞，与冲脉于脐左右之动脉者；气在胫者，止之于气街，与承山踝上以下。"古人通过"街"的意象来说明人体之气汇集、通达、交流的主要场所。

　　四海，指经气流入会聚于头、胸、上下腹的四个部位。《灵枢·海论》根据九州之中有东南西北四海，推论人体也有四海："经水者，皆注于海。海有东、西、南、北，命曰四海。黄帝曰：以人应之奈何？岐伯曰：人有髓海，有血海，有气海，有水谷之海，凡此四者，以应四海也。"③以气、血、髓、水谷的聚会部位而成四海，即"胃为水谷之海""冲脉为十二经之海""膻中者为气之海""脑为髓之海"。四海部位与气街的划分相似，髓海在头部，气海在胸部，水谷之海在上腹部，血海在下腹部。四海理论在临床上有重要意义。髓海是神气之本源，为脏腑经气功能活动的主宰；气海是宗气所聚会之处，有推动肺的呼吸和心血运动

---

①　田代华、刘更生整理.灵枢经[M].北京：人民卫生出版社,2005：122.
②　田代华、刘更生整理.灵枢经[M].北京：人民卫生出版社,2005：109.
③　田代华、刘更生整理.灵枢经[M].北京：人民卫生出版社,2005：77.

的功能;水谷之海是气血生化之源泉,为人体生命活动提供物质基础;血海起于肾下胞中,动而上下行,渗灌气血于全身,故又称五脏六腑之海。《说文》以"纳百川"来释"海",古人也以"海"之意象来借喻人体的各个部分、各种类型的物质的容纳、汇总、包容等场所。

3. 意象思维与针刺手法 《灵枢·经脉》有"热者疾之""寒者留之"等针刺手法的论述,提示临床对于实热性病症,操作上宜浅刺疾出或点刺出血,快速出针,不留针。而对于寒性疾病,针刺时宜深刺而久留针。这种操作手法的确立源自对生活的观察。"热"为内热,针刺实热性病,就像把手放入沸水之中,只能快进快出,浅刺出血[1]。而在寒冷的冬季,早上起床时,人们总想蒙头在温暖的被里多睡一会儿,不愿离去。《灵枢·九针十二原》所谓"刺诸热者,如以手探汤"或"刺寒清者,如人不欲行"[2]等比喻,即是借自然现象表达针刺手法的典型论述。

此外,古人对于针刺得气这种难以言表的感觉也只能从自然之象出发去比喻。窦汉卿《标幽赋》曰:"气之至也,如鱼吞钩饵之浮沉;气未至也,似闲处幽堂之深邃。"取象"鱼吞钩饵"与"闲处幽堂",类比穴位"得气"前后的不同反应,其形象表述,使患者可感,医者可明。体其形,方可会其意,方能得其神。这种象思维的指引,更加简洁明了,直入心田,使医者能更好更快地体会病"形",达"意"守"神"、掌握"得气"。

4. 意象思维与腧穴命名 腧穴的命名与取义,是古人智慧与实践的结晶,是上察天文、下观地理、中通人事、远取诸物、近取诸身的结果。古人运用法象的思维从"法天""法地""法人"三才思想来认识或归纳腧穴的命名、位置、气血流注、功用等,从"穴象"来解读穴性,对腧穴理论及临床应用都有很好的指导价值[3]。

(1) 法自然象命名腧穴:以列缺穴的命名为例,"列"指裂开,"缺"指缺口、空隙。古人称闪电为列缺。《广雅·释天》曰:"列缺,天闪也,又作烈缺。"言其针下之气常如闪电一般到达头目。因此,古人把患者头重目眩的临床症状比

---

① 曹大明,路玫.从"象思维"浅谈对中医针灸理论的再认识[J].中国针灸,2013,33(1):75-78.
② 田代华,刘更生整理.灵枢经[M].北京:人民卫生出版社,2005:4.
③ 梁永林,陈恋,韩琦,等.穴象探究[J].中医研究,2016(5):3-6.

作大雨来临之前乌云密布给人带来的沉重感,刺激本穴就如霹雳行空,阴霾消散,可使人头目清爽,故其有治疗头痛、目痛的作用。

其他以自然界的物象或变化命名的腧穴还有:以天体命名者,如日月、上星、天宗等;以星座命名者,如璇玑、液门、太白等,以此借喻穴位的重要性;以自然界风命名者,如风门、翳风、风府、风池、秉风、风市,以此说明这些穴位的共同特点,即都是风邪易侵或是风邪窝聚的部位,同时又是疏风、祛风、息风的要穴。

(2)法地理象命名腧穴:以承山穴的命名为例:承山穴位于腓肠肌两肌腹之间凹陷的顶端处,其位置"以承筋之凸,喻山岭之巅,犹在山麓之峡谷,承山巅气势之下行也,故名承山"[1]。从意象思维的角度,承山穴所处的腓肠肌两肌腹间顶端构成了类似于"人"字形的一撇一捺的交叉点,类象于人体双下肢相交处,大致位于腰骶部,因此该穴的治疗作用与人体腰部关系密切[2]。

其他法地理之象命名的腧穴还有:山洼无水之处谓之谷(如率谷、合谷、阳谷等);水所止之处为池(风池、阳池、曲池、天池);百川皆归之处为海(如气海、少海、血海等);山洼有水之处谓之溪(天溪、阳溪、太溪等);浅洼水草之地为泽(如曲泽、尺泽、少泽等);水从地出为泉(如廉泉、水泉、涌泉等);深潭为渊(如太渊、清冷渊、渊腋);大川为渎(如中渎、四渎);水所流过之处为渠(如经渠);水之细流为沟(如水沟、支沟、蠡沟);小洲者为渚(如中渚);深凹有水之处为井(如天井、肩井);大丘为墟(如丘墟、灵墟);土堆为敦(如大敦);通行之处为道(如陶道、维道、水道等);如土之高者为丘(如商丘、梁丘、外丘);土埠高大为陵(如大陵、外陵等)等。

(3)法社会象命名腧穴:王者所居谓之宫(如紫宫、天宫、劳宫);国君所在与人民聚居之处谓之都(如阴都、大都、中都);财富与人口集中之处谓之府(如少府、中府、天府);街坊市邑通称里(如手五里、足三里);买卖之处谓之市(如风市);藏物之处谓之仓(如地仓、胃仓);高大门观谓之阙(如巨阙、神阙);宽敞明亮的居室谓之堂(如玉堂、神堂);堂前门内谓之庭(如神庭、内庭、中庭);厅堂以

① 鲁周南.浅谈针灸腧穴命名取象比类的艺术[J].光明中医,2013,28(5):879-880.
② 纪静芸,聂斌.承山穴在治疗慢性腰肌劳损中的作用机理探析[J].江西中医药,2016(11):60-61.

外的走道为廊(如步廊);通风采光之处谓之窗或牖(如天窗、目窗、天牖);人可出入、声可通达之处谓之门(如耳门、云门、梁门);门之半者谓之户(如气户、魄户、脑户);窗户以内谓之室(如志室);房屋之通称为舍(如气舍、意舍、府舍)。

再如灵台喻为心神居住与行使职能之处,神庭意为脑神所居之高贵之处也,神阙意为元神出入之处与所居之宫阙,神堂言其犹如心君用事的明堂;神藏、神封、青灵、灵墟、承灵其就功能命名言心神藏聚之处;神门意为穴乃心神出入通达之处;灵道为人生阴阳交会之大道。本神按照功用命名,意为人身元神之根本,等等。

可见,古人对于穴位的命名,充分地运用了各种自然或社会乃人身形象比拟"穴象",归纳功用,使腧穴成了象与用充分融合,技术与文化高度统一的中医瑰宝。

第四节　意象思维与禀质理论

中医的禀质理论是研究人群中不同个体的身心特性及其对生命延续和疾病发生的影响等内容的系统知识。《说文》将"禀"释为"赐谷",引申为"赋予"之义。故禀质虽与体质含义相近,但又稍有差异。前者更重视先天因素赐予个人的身体条件,而后者更强调先后天多因素共同作用的结果。禀质理论重视个体的差异性,是中医理论体系的重要组成部分,更是临床中辨体论治的理论基石。该理论肇始于《内经》,嗣后代有发挥,其理论的形成与发展,同样离不开意象思维的指导。通过意象概括出来的阴阳五行学说对禀质理论的影响意义深远,至今仍是中医划分人体禀质类型的重要参考。

一、阴阳—五行模式与阴阳五态人

阴阳五行学说作为古人认识世界的宇宙观和方法论,蕴含着丰富的唯物论和辩证法思想。作为中医学重要的说理工具,阴阳五行学说对中医禀质理论在学术构建、框架分类、内容辨析及临床运用等诸多方面发挥着纲领性的指导作用。

1. 阴阳之象与禀质　中医禀质理论首先着眼于人体生理功能的总体性质差异,以阴阳学说为依据归纳禀质的大体类型。从阴阳的划分角度看,理想状态的人应是阴阳平和之质,即《素问·调经论篇》所言的"平人"。然而阴阳总是处于动态的消长变化中,即便正常人中也可以出现或偏于阴,或偏于阳的不同禀质。因此,《内经》中有以阴阳含量的不同而划分禀质的方法,如《灵枢·通天》中提及的阴阳五态人(分别是太阴之人、少阴之人、太阳之人、少阳之人和阴阳和平之人)[1],即为以阴阳之象划分人体禀质的典型代表。其文指出:"凡五人者,其态不同,其筋骨气血各不等。""态"即是五种类型的人各自显现于外的象揭示出的不同类型的禀质特征。这五种不同禀质类型各有特点,划分的依据就是不同类型的人在体态、性格、行为等诸多方面所表现出的阴阳之象。具体归纳如下表3-3:

表3-3　依阴阳之象划分的阴阳五态人归纳表

分类	别人之五态*	治人之五态**	对"象"的简要说明[2]
太阴之人	黮黮然黑色,念然下意,临临然长大,䐃然未偻;贪而不仁,下齐湛湛,好内而恶出,心和而不发,不务于时,动而后之	多阴而无阳,其阴血浊,其卫气涩,阴阳不和,缓筋而厚皮,不之疾泻,不能移之	贪婪阴险,故作姿态,身体本来高大却卑躬屈膝(并非真有佝偻病)。"动而后之"意为久谋久算之后才见行动,是概括此类人"阴"之属性的点睛之笔。气"涩"血"浊"代表着里之阴象,"缓筋""厚皮"代表着表之阴象。此为多阴而无阳之人,其治病必定以助阳抑阴为原则,非"疾泻"等猛烈之法不能重调阴阳之偏颇
少阴之人	清然窃然,固以阴贼,立而躁崄,行而似伏;小贪而贼心,见人有亡,常若有得,好伤好害,见人有荣,乃反愠怒,心疾而无恩	多阴少阳,小胃而大肠,六府不调,其阳明脉小,而太阳脉大,必审调之,其血易脱,其气易败也	行为鬼祟,阴险嫉妒,刻薄寡恩,无同情心;看上去清高却贼头贼脑,站立时躁动不安,走路时伏身向前等;尤其是幸灾乐祸的恶毒心态揭示了此类人的阴郁气质。症状似"太阴之人",但阳象稍多,故阳脉有所呈示。治法同上,但不能太重,否则易致气败血脱之证

① 田代华、刘更生整理.灵枢经[M].北京:人民卫生出版社,2005:140.
② 金浩埈.《黄帝内经》五形人与阴阳五态人辨识与调理研究[D].沈阳:辽宁中医药大学,2015.

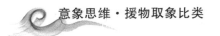

（续表）

分类	别人之五态*	治人之五态**	对"象"的简要说明
太阳之人	轩轩储储，反身折腘；居处于于，好言大事，无能而虚说，志发于四野，举措不顾是非，为事如常自用，事虽败而常无悔	多阳而少阴，必谨调之，无脱其阴，而泻其阳。阳重脱者易狂，阴阳皆脱者，暴死不知人也	趾高气昂，挺胸撷肚的体态；随遇而安，好说大话的性格；意气用事，自以为是，失败而不追悔的脾气等，都反映了此类人的"阳"之属性。太阳之人，阴分缺乏，故治其人当以固阴泻阳为原则。当然，若泻阳太过也会变生他证，故谨调之
少阳之人	立则好仰，行则好摇，其两臂两肘则常出于背；谍谛好自贵，有小小官，则高自宜，好为外交而不内附	多阳少阴，经小而络大，血在中而气外，实阴而虚阳。独泻其络脉则强，气脱而疾，中气不足，病不起也	精细而自大，虽有小成绩便怡然自得，好外交而不能踏实做事。少阳之人，邪未必深，独泻络脉为宜，不能伤及正气。实阴而虚阳，意味着此类人的身体素质多外强中干，即便须用泻实之法，也不可用药过猛
阴阳平和之人	委委然、随随然、颙颙然、愉愉然、暶暶然、豆豆然；居处安静，无为惧惧，无为欣欣，婉然从物，或与不争，与时变化，尊则谦谦，谭而不治	阴阳之气和，血脉调，谨诊其阴阳，视其邪正，安容仪，审有余不足，盛则泻之，虚则补之，不盛不虚，以经取之	原文连用六个叠韵词，生动地描绘了阴阳和平之人的外貌动态，是从容稳重，举止大方，性格和顺，善于适应环境，态度严肃，品行端正，待人和蔼，目光慈祥，作风光明磊落，处事条理分明的形象。治此类人，应温和调整，无过无不及，以平为期

注：* 各种象的汇总，即通过对肤色、体态、心理等方面的简单描绘，刻画五类禀质之人在外貌、行为、心理、性格等方面的区别

注：** 根据不同的象判定其人阴阳的类别及量的多少，并据此归纳此类人的易患病证及相应治则

　　由此可见，以阴阳为基本分类标准的阴阳五态人，主要以外貌形象、性格征象、病证体象等来确定其阴阳属性及量的多少，而最终实现阴阳五态人的大体禀质分类。该分类方法在中医禀质理论的形成及发展过程中指导意义重大，并且意象的思维方法贯穿始终，从而也使中医禀质理论处处渗透着立象尽意的韵味。

　　2. 五行之象与禀质　五行学说是古人用以阐释宇宙万物的整体性及其发生、发展、变化及其相互关系的哲学思想。先贤将五行学说植入中医学，以之阐释人体内部的有机联系以及人体与外在环境的统一性，并将其作为一种思维方法贯穿于中医理论体系的各个方面，因此五行学说也是中医禀质理论的哲学基础和分类依据之一。

最具有代表性的五行分类法见于《灵枢·阴阳二十五人》,其根据人群的皮肤颜色、形态特征、生理功能、行为习惯、心理特征、对环境的适应调节能力、对某些疾病的易罹性和倾向性等特征,将人群禀质划分为木形、火形、土形、金形、水形等五种基本类型,再根据五音(宫、商、角、徵、羽)太少、阴阳属性以及手足阴阳经脉的左右上下、气血多少之差异,将每一基本类型推演出五种亚型,最终合而为二十五种禀质类型①。由于这一分类方法涵盖了形态功能、心理特征、性格举止、对环境的适应能力等诸方面,具有多维度描绘的风格(既有宏观远景之勾画,又有微观近景之雕琢),因而形成了中医禀质分类中最早的全景式构图②。同时,正是基于对人身心体态之象细致入微的观察,并将其提炼归纳,进而得出二十五种禀质之"象"。具体归纳如下表 3-4。

表 3-4 以五行之象划分的二十五种禀质归纳表

分类	肤色、形态之象	行为、心理之象	亚类性格之象	对"象"的简要说明③
木形人	小头长面,大肩背,直身,小手足	好有才劳心,少力,多忧劳于事	上角:佗佗然(沉着文静之象);大角:遗遗然(退让懦弱之象);钛角:推推然(勇于进取之象);左角:随随然(柔顺随和之象);判角:栝栝然(正直不阿之象)	木形之人语音多短直而细,肤色偏青。其形体多修长,肩背耸直,身材清瘦,脸型较长,眉眼灵秀。行为举止温文尔雅,四肢条达,做事勤劳。为人上进、直爽,谦恭有礼,仁慈善良。易感受秋冬季节的寒冷之气而生病
火形人	广䐃,锐面小头,好肩背髀腹,小手足,行安地,疾心,行摇肩,背肉满	有气轻财,少信多虑,见事明,好颜,急心	上徵:核核然(真诚朴实之象);质徵:肌肌然(浮躁之象);右徵:鲛鲛然(活跃爽快之象);少徵:慆慆然(乐观喜悦之象);质判:支支颐颐然(怡然自得之象)	火形之人语音多尖而破,肤色偏红。其体形以上锐下隆为主,面尖头小,肩背宽厚,体形丰满,轮廓曲线柔和。走路摇摆,行动急速。行为举止无定,性情较为急躁。为人光明磊落,性格开朗乐观。易感受秋冬季节的寒冷之气而生病

① 田代华、刘更生整理.灵枢经[M].北京:人民卫生出版社,2005:124.
② 钱会南.中医体质分类最早的全景式构图——解读《黄帝内经》阴阳二十五人[J].中华中医药杂志,2008(10):853-855.
③ 金浩埈.《黄帝内经》五形人与阴阳五态人辨识与调理研究[D].沈阳:辽宁中医药大学,2015.

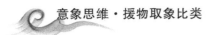

（续表）

分类	肤色、形态之象	行为、心理之象	亚类性格之象	对"象"的简要说明
土形人	圆面大头，美肩背，大腹，美股胫，小手足，多肉，上下相称，行安地，举足浮	安心，好利人，不喜权势，善附人	上宫：敦敦然（诚实忠厚之象）；大宫：婉婉然（婉转和顺之象）；少宫：枢枢然（灵活敏捷之象）；左宫：兀兀然（勤奋自主之象）；加宫：坎坎然（端庄持重之象）	土形之人语音多宽洪如钟，肤色偏黄。其体形以敦重厚实为主，面容丰厚多方，背隆腰厚，圆润饱满，上下匀称。为人端厚稳重，处事安如泰山。讲信用，善包容，乐善好施。春夏季节易感邪而生病
金形人	方面小头，小肩背，小腹，小手足，如骨发踵外，骨轻	身清廉，急心，静悍，善为吏	上商：敦敦然（敏厚诚实之象）；钛商：廉廉然（洁身自好之象）；左商：监监然（善于辨察之象）；少商：严严然（严肃庄重之象）；右商：脱脱然（潇洒超脱之象）	金形之人语音多铿锵肃劲，皮肤较白。其体形特征以方端刚正为主。四方脸，鼻直口阔，身体清瘦，动作敏捷。秉性刚强，意志坚定，为人敦厚公正，做事认真。易感受春夏季节温热之气的侵袭而生病
水形人	面不平大头，廉颐，小肩，大腹，下尻长，背延延然，动手足，发行摇身	不敬畏，善欺给人，戮死	上羽：汗汗然（行为不洁之象）；桎之为人：安安然（心胸坦荡之象）；大羽：颊颊然（得意之象）；众之为人：洁洁然（性情坦白之象）；少羽：纡纡然（行动缓慢之象）	水形之人语音轻柔缓慢，肤色偏黑。其体形以圆满厚黑为主，圆脸，眉眼粗大，身体较胖，两肩瘦削，大腹便便，四平无缺。走路步履不稳，摇肩晃背。行为举止从容不迫，为人机智，给人高深莫测的感觉。水形人性格多疑，嫉妒心强

　　五行人之象还表现为某些连续性的变化，如按照土、金、木、火、水的顺序，形体由方到圆，音色由低到高，气色由浅入深，脉象由缓变急再变沉，心理由稳定到易动等。五行人的外表形象图或可简单绘制成如下样式（图3-2）。

　　从《灵枢·阴阳二十五人》可以看出：人的外貌形象，动作行为征象，生理病理现象，甚至心理活动、性格类型，对自然气候的耐受力和发病规律，都具有一定的相关性。如此的禀质划分有助于疾病的辨证，即所谓"愿闻二十五人之形、血气之所生，别而以候，从外知内"。诚然，阴阳二十五人的分类，

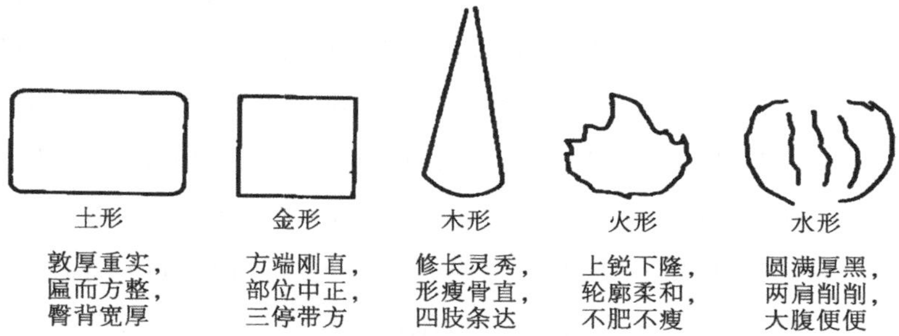
土形
敦厚重实，
匾而方整，
臀背宽厚
金形
方端刚直，
部位中正，
三停带方
木形
修长灵秀，
形瘦骨直，
四肢条达
火形
上锐下隆，
轮廓柔和，
不肥不瘦
水形
圆满厚黑，
两肩削削，
大腹便便

图 3-2　五行人典型外表形象图①

不完全是凭空臆造出来的，也不仅仅局限于对不同气质的外在形体差异的表象描述，而是在一定程度上反映了内在脏腑气血活动规律的抽象概括，从而也体现了中医惯有的取象归类和据象类推的思维方式。同时，《灵枢·阴阳二十五人》还详细记录了面部肌肉、眉毛、胡须、鬓毛、耳色、胸毛、胫毛、腋下毛、外踝、手掌肌肉等部位的表象特征，参照推测人体阴阳血气之盛衰，即从“可阅而知之”的其他更为详尽的人体外貌表象，凸显中医学司外揣内的意象思维特征。

值得进一步去比较分析的是，上述两种禀质分类方法有明显差异却也联系紧密。《灵枢·阴阳二十五人》论述的手足阴阳经脉之左右上下、气血多少盛衰之差异等，虽基于五行学说，却又以阴阳之气的多少，进一步补充区别二十五类人之禀质特征，故体现了五行学说与阴阳学说的灵活运用和有机融合。该篇称之为“阴阳二十五人”，即彰显出前贤对禀质之象的复杂性的睿智分析②。由此可见，意象思维在实际运用过程中具有主观性、灵活性和多义性，即同一个问题，用意象思维的方式可以从不同的角度做多种解释。单就禀质理论的应用而言，人的禀质既可从阴阳之象来阐释，又可凭五行特征来说明，甚至可以用两者的结合来归纳或重构人体禀质分类。当然，孰利孰弊，还要根据其实际用途的不同而具体分析。

① 高也陶，施鹏，X. S L.《黄帝内经》阴阳二十五人分型的数学建模[J]. 医学与哲学，2004(12)：58-60.

② 钱会南. 中医体质分类最早的全景式构图——解读《黄帝内经》阴阳二十五人[J]. 中华中医药杂志，2008(10)：853-855.

3. 其他与意象思维有关的禀质分类方法　《内经》还有若干其他对人体禀质类型进行归纳的方法，也多以各种外貌之象、脏腑形象、心理人格刻画之象的差异为主要划分依据。如《灵枢·逆顺肥瘦》和《灵枢·卫气失常》，均着眼于体型胖瘦、年龄幼壮及功能差异，将禀质分为肥人、瘦人、常人、壮士、婴儿五型①，又将肥人细分为膏、脂、肉三型②；《素问·血气形志篇》以形志苦乐分类，并对形乐志苦、形乐志乐、形苦志苦、形苦志乐③四种不同的身心搭配状态施以不同的治法；《灵枢·寿夭刚柔》以刚柔分类④，通过"立形定气"以"视寿夭""决死生"，而篇中诸条对形气关系的认定也是基于"象"来实施的。再如，《灵枢·论痛》以"筋骨之强弱，肌肉之坚脆，皮肤之厚薄，腠理之疏密……肠胃之厚薄坚脆"⑤等分类；《灵枢·本藏》更详细地提出："五藏者，固有小大、高下、坚脆、端正、偏倾者；六府亦有小大、长短、厚薄、结直、缓急。凡此二十五者，各不同，或善或恶，或吉或凶，请言其方。"⑥可见脏腑的形态、大小、质地、位置以及脏腑表现于外的形态特征的不同，都是产生禀质差异的基础，而禀质的差异体现或特色概括无不是由各种象的描述来表达其精髓意蕴的。

除《内经》以外，《伤寒杂病论》也对与疾病密切相关的特殊禀质进行了描述，如"平人""强人""羸人""盛人""瘦人""虚弱家""失精家""衄家""亡血家"等。这些称谓基本已经不是直观形象的描述，而是诸多内外之象提炼总结而形成的类别代号。可见在禀质分类的过程中，从观象，到形象，再到抽象，已经不断地体现出意象思维在禀质理论构建过程中的作用。

最后需说明的是，中医这种以意象思维为指导的禀质分类法具有明显的文化色彩。它不但将人的性格特征与阴阳五行的哲学思想联系在一起，反映了医学与哲学的文化共融性；而且还将人的性格特征与世俗的伦理道德联系在一起，反映了医学与伦理学的文化共融性⑦。至于中医学对人的性格的分类与中华民族传统心理构造之间究竟还有怎样的内在联系，性格分类对医疗技

①　田代华、刘更生整理.灵枢经[M].北京：人民卫生出版社,2005：84.
②　田代华、刘更生整理.灵枢经[M].北京：人民卫生出版社,2005：117.
③　田代华整理.黄帝内经素问[M].北京：人民卫生出版社,2005：50.
④　田代华、刘更生整理.灵枢经[M].北京：人民卫生出版社,2005：20.
⑤　田代华、刘更生整理.灵枢经[M].北京：人民卫生出版社,2005：106.
⑥　田代华、刘更生整理.灵枢经[M].北京：人民卫生出版社,2005：97.
⑦　陈乐平.出入命门——中国医学文化学导论[M].上海：上海古籍出版社,2016：8.

术究竟有怎样的实践意义,尚需深入思索。

二、以天人应象推禀质易感性

禀质决定着人体对某些疾病的易罹倾向。这种倾向性既取决于后天体质的阴阳平衡属性与脏腑气血的盛衰状态,也与个体的先天禀赋相关(如遗传性疾病等)。同时,更是受控于中国古代"天人应象"的哲学思想的指导。"天"是古人对自然、社会、古今等人体所处的大环境的综合抽象概括。《内经》提出的"人与天地相参"是"天人应象"在中医学中的具体表达。人的禀质不可能独立于他所处的环境之外而随机产生,一定是受到周围自然、社会、时代等环境的综合影响。因此,天人应象的种种方式遂成为人禀质易感性的表达工具。

1. 援自然现象释禀质易感性 在古人眼中,直观的自然现象是类比人体禀质差异的理想工具。《内经》运用取象比类的方法,借刀削砍木之象喻人之禀质有异,可谓形象生动,精简深刻。如《灵枢·五变》载:"黄帝曰,一时遇风,同时得病,其病各异,愿闻其故。少俞曰,善乎其问! 请论以比匠人。匠人磨斧斤砺刀,削斫材木。木之阴阳,尚有坚脆,坚者不入,脆者皮弛,至其交节,而缺斤斧焉。夫一木之中,坚脆不同,坚者则刚,脆者易伤,况其材木之不同,皮之厚薄,汁之多少,而各异耶。夫木之蚤花先生叶者,遇春霜烈风,则花落而叶萎;久曝大旱,则脆木薄皮者,枝条汁少而叶萎;久阴淫雨,则薄皮多汁者,皮溃而漉;卒风暴起,则刚脆之木,枝折杌伤;秋霜疾风,则刚脆之木,根摇而叶落。凡此五者,各有所伤,况于人乎!"①根据阴阳理论,在同一树木中亦有阴(脆)和阳(坚)。木坚硬之处,刀不容易砍入;木脆弱松弛处,刀很容易砍入;遇到木的结节处,甚至会把刀斧都砍缺了锋口。同一树木中就有如此差异,更何况不同木材之间呢? 其文据此进一步指出若有"肉不坚,腠理松"之象,易得"风病";若有"五脏皆柔弱"之象,易得"消渴病";若有"骨小肉弱"之象,易得"寒热病";若有"粗理而肉不坚"之象,易得"痹病"。取树木之象(皮、汁、花、叶的种种变化)比类人体遇到邪气时的状况,生动而富有启发地揭示了禀质和发病的关

---

① 田代华、刘更生整理.灵枢经[M].北京:人民卫生出版社,2005:95.

系。此即基于意象思维表述特征的禀质易感理论。

又如《灵枢·阴阳二十五人》所提及的木、火、土、金、水五形人,也各有其易罹疾病[①]。其中,木形人多风气,基于风气的善行数变特征所表现出的轻扬、动摇、迅疾之象,可能具有神经、精神系统疾病及过敏性疾患的潜在易感性,容易罹患肝炎、中风、高血压、头痛、抑郁症、神经症、月经不调等病症;火形人基于种种"炎上"之象,可能具有循环系统、热病、血证及暴病的潜在易感性,容易罹患冠状动脉粥样硬化性心脏病(简称"冠心病")、心绞痛、动脉硬化、中风、失眠、痈疽疮疡等病症;土形人基于"困遏、阻滞"或水湿肿满等象,多具有脾胃消化系统疾病的易感性倾向,容易罹患腹胀、腹泻、呕吐、便秘、消化不良、疲劳等病症;金形人基于"干燥、干涩"之象,多具有呼吸系统及皮肤方面疾病的潜在易感性,容易罹患感冒、哮喘、气管炎、荨麻疹等病症;水形人基于"寒、润、藏"等象,具有肾脏、骨骼方面疾病的潜在易感性,容易罹患水肿、小便不利等下部病症。

当然,这些推测既然是基于意象思维模式或五行系统的说理工具而定(五行学说的很多内容实质也是依意象思维模式而推论的),其结论的真实可靠性就值得进一步推敲。很多结论未必符合流行病学统计结果或临床实际。然而,即便如此,依然不能否定意象思维(作为一种具有前瞻性、假设性的思维方式)在疾病易罹倾向的推断中所发挥的提示性作用。

2. 援社会现象释禀质易感性 人之患病与社会环境的变迁紧密关联,人的禀质状态也会受到诸多社会因素的影响,从而产生对某类病证易感易罹的倾向性。因此,中医不仅重视自然现象对人体禀质易感性的影响,也同样关注各种社会现象与人体禀质易感性的关系。在相关中医文献中,借用社会现象阐释禀质相关问题,也是一种必不可少的手段。

《医宗必读·富贵贫贱治病有别论》对不同社会阶层的人的体质状态和易罹倾向做了分析:"劳心则中虚而筋柔骨脆,劳力则中实而骨劲筋强;膏粱自奉者脏腑恒娇,藜藿苟充者脏腑恒固;曲房广厦者玄府疏而六淫易客,茅茨陋巷者腠理密而外邪难干。"[②]可见,富贵之人和贫贱之人具有不同的社会形象(职

---

① 田代华、刘更生整理.灵枢经[M].北京:人民卫生出版社,2005:126.
② 李中梓原著,王卫、张艳军、宫宝喜点校.医宗必读[M].天津:天津科学技术出版社,1999(4):5.

业性质、饮食习惯、居住条件等），社会形象的不同，则禀质有异，使之形体构造、脏腑功能、正气强弱等方面存在生理差异，在疾病易感性方面更是大相径庭。其中，"劳心者补正，劳力者攻邪"已经不是单纯的因人制宜，而是反映了中国传统文化思维中"社会形象不同，决定其养生防病等诸多方面有异"的典型代表。

人的性格差异，除与遗传因素有关外，也与个人的家庭成长环境和所处的社会地位或生活状态有关，而且最终也决定了不同性格的人对某些疾病的易感性有所不同。如太阳性格以任性冲动、刚愎自用、暴躁易怒为主要特点；太阴之人以多愁善感、悲观消极、优柔寡断、自私保守为主要特点；少阳性格以乐观开朗、善交际、喜动恶静、轻浮易变为主要特点。现代医学的心脑血管疾病患者以"太阴""太阳""少阳"性格特点为主。而少阴性格是以冷静稳健、深思不露、善辨是非为主要特点，此性格虽有嫉妒心、比较柔弱，但多行事稳当，自制力强，且具有较强的自我调节能力；阴阳平和性格更是一种高度平衡的性格。此两种性格多能调畅情志，使气机和顺，气血协调，心脉通畅，故较少发生心脑血管疾病①。由此看来，不同禀质的人具有不同程度的发病概率也可通过性格之象（背后是深层次的社会因素）来判定。因此，通过对患者性格及禀质的判断，来了解疾病防治的重点，也是运用意象思维指导禀质理论，服务于临床的具体体现。

第五节 意象思维与病因病机理论

中医学认识病因的方法，除了通过直接询问发病过程、结合临床表现以求得病因外，更多的是基于阴阳—五行藏象学说的理论架构，以疾病的临床表现为依据，从人与自然和人体自身的各种关系中寻象、据象而推求病因。这一由病理象推求病因的认识方法的建立与意象思维的渗透和影响密不可分。

---

① 郑璧伟,李思宁,魏丹蕾.冠心病心绞痛中医证候类型与阴阳五态人相关性的初探[J].陕西中医,2012,33(6),643－645.

一、以天地阴阳五行象释病因

"天人合一"思想认为，人与天之间相互关联并合而为一。阴阳是天地万物运动变化的总规律，天地万物的相互关系及运行变化可归于五行之中。中医学对病因分类和病因部分属性的认识源于天地—阴阳—五行象的类推。

1. 援阴阳象释病因分阴阳两类　先贤在认识病因时，以阴阳属性为分类依据，将病因按阴阳进行分类阐释。

《左传·昭公》记载秦代医和给晋侯诊病时提出"六气病源"说，谓"天有六气，降生五味，发为五色，征为五声，淫生六疾。六气，曰阴、阳、风、雨、晦、明也。分为四时，序为五节，过则为灾。阴淫寒疾，阳淫热疾，风淫末疾，雨淫腹疾，晦淫惑疾，明淫心疾"①。医和所言六气中的"阴、阳"实指寒、热，"阴淫寒疾，阳淫热疾，风淫末疾，雨淫腹疾"分别是指寒邪、热邪、风邪、湿邪为病。而"晦淫惑疾"是指房劳过度致病，"明淫心疾"则指情志内伤致病。故医和以"阴、阳、风、雨"四气指代自然界寒热风湿四种气候，"晦、明"指代情志和房劳，认为以上六气异常均可引发疾病，其"六气病源"说被后世称为病因理论之创始。

《内经》以阴阳为纲领，对病因进行阐释和分类。如《素问·调经论篇》曰："夫邪之生也，或生于阴，或生于阳。其生于阳者，得之风雨寒暑。其生于阴者，得之饮食居处，阴阳喜怒。"经文指出邪气可分阴阳两类，并按阴阳属性将来自体外的邪气归为阳，来自体内的邪气划为阴，由此开病因分类之先导。同时，《内经》又取阴阳特性之象，对属阴或属阳邪气的致病特点作进一步深入阐释，如同生于阴者之"喜怒"，《素问·阴阳应象大论篇》又有"暴怒伤阴，暴喜伤阳"之分，意指突然大怒则肝气上逆而血乱，血属阴，故暴怒伤阴；突然大喜则心气涣散，气属阳，故暴喜伤阳。

《内经》以降，张介宾承袭《灵枢·百病始生》"喜怒不节则伤脏，脏伤则病

---

① 舒胜利、陈霞村译注.左传[M].太原：山西古籍出版社，2007：282.

起于阴"之说,在《类经·疾病》中提出"喜怒不节,五志病也,内伤于脏,故起于阴"①,认为情志不节则伤及脏,脏位居体内属阴,故病"起于阴"。

由此可见,先贤对于病因分类的最初认识源于阴阳属性的分类与推导。

2. 援阴阳象释病因属性　中医学以阴阳属性象为标准,根据病因的特性,将其归为阴邪或阳邪。《素问·天元纪大论篇》曰:"寒暑湿燥风火,天之阴阳也。"明确六气有阴阳之别。兹以六淫之邪为例,说明病因属性的阴阳分类。

如自然界之风气易动,善行多变,具有向上、向外的特征,故风邪属阳邪。按同气相求的原则,若风邪袭人易伤及人体属阳的部位,如人体上部(如头部最高,易被风邪侵犯;五脏中肺之居位最高,亦易被风邪侵犯。故伤于风者,以头部清窍及口鼻咽部症状多见)、肌表、背部等处可见头痛、咽痛、腰背痛、恶风等症。

再如自然界之湿性类水,有就下之性,故湿邪为阴邪。按同气相求原则,较之风邪易袭阳位,湿邪则易袭阴位,故临床湿邪致病多见下部症状,如:下肢水肿、小便淋浊、赤白带下、大便泄痢等。《素问·太阴阳明论篇》所言"伤于湿者,下先受之",《灵枢·邪气脏腑病形》所论"身半以下者,湿中之也",即是此意。

又如自然界之寒气性冷,故寒邪属阴邪。阴胜则寒,故寒邪伤人可出现一派寒象,如恶寒、冷痛、小便清长等症。

可见,先贤正是基于将六气之性与阴阳属性相类比,进而获得六淫各邪属阴邪或阳邪的认知。

3. 借天地人三才模式释三因分类　先秦两汉哲学整体思维方式,是以阴阳、五行、八卦、三才等模式为思维框架,再现了自然、社会和人在内的"同源同构互感"整体宇宙系统。先秦、两汉哲学家尽管哲学倾向各不相同,但是在观察事物的方法中或多或少都运用过三才整体思维方法②。这一思维方式决定先人认识病因时更习惯从天、地、人的相互关系中去思考。

《内经》以病因来源,从天、地、人角度,将病因分为"上、中、下"三部,建立

---

①　张介宾.类经[J].北京:人民卫生出版社,1965:377.
②　朱现平.三才思维模式与《内经》理论体系[J].中医研究,1992,5(1):10-13.

病因的"三部分类"法。《灵枢·百病始生》曰："夫百病之始生也,皆生于风雨、寒暑、清湿、喜怒。喜怒不节则伤脏,风雨则伤上,清湿则伤下。三部之气,所伤异类。"经文指出:伤人邪气有上、中、下三部之分,其中风雨寒暑为天之气,为"上(天)部邪气",易伤人上部;喜怒为人之气,为"中(人)部邪气",易伤人脏腑;清湿为地之气,为"下(地)部邪气",易伤人下部。由此,先贤根据病邪来源与邪气所犯病位间的关系将病因分为三部。

《内经》以降,历代医家在天、地、人三才思想影响下,又将致病原因分为"三因"。《金匮要略·脏腑经络先后病脉证》曰:"千般疢难,不越三条。一者经络受邪入脏腑,为内所因也;二者四肢九窍,血脉相传,壅塞不通,为外皮肤所中也;三者房室、金刃、虫兽所伤。以此详之,病由都尽。"[①]仲景将病因以经络脏腑分内外,分为外因与内因,将外损而内伤之房室金刃虫兽所伤,列为不内外因。《三因极一病证方论·三因论》曰:"人禀天地阴阳而生者,盖天有六气,人以三阴三阳而上奉之;地有五行,人以五脏五腑而下应之……六淫,天之常气,冒之则先自经络流入,内合于脏腑,为外所因;七情,人之常性,动之则先自脏腑郁发,外形于肢体,为内所因;其如饮食饥饱,叫呼伤气,金疮蹉折,疰忤附着,畏压溺等,有背常理,为不内外因。"[②]提出外则六淫,内则七情,不内不外乃背经常的三因分类。

4. 借五行框架释病因分类　　五行归类事物是古人认识世间万物的基本方法之一,先贤亦以五行理论框架对病因进行分类。

《素问·天元纪大论篇》曰:"天有五行御五位,以生寒暑燥湿风。人有五脏化五气,以生喜怒思忧恐。"《素问·阴阳应象大论篇》又曰:"天有四时五行以生长收藏,以生寒暑燥湿风,人有五脏化五气,以生喜怒悲忧恐。"以上经文所言即是以"五"为基本模式框架,将天之气分为寒、暑、燥、湿、风"五气";五脏之志分为怒、喜、思、悲、恐,合称"五志"。再以五行特性为纲,运用推演络绎方法将"五气""五志"皆配属于五行(详见表3-2)。

综上所述,古代医学家们以阴阳、五行、三才等模式为思维框架,采用取象

---

① 于志贤、张智基点校.金匮要略[M].北京:中医古籍出版社,1997:1.
② 陈无择著,侯如艳校注.三因极一病症方论[M].北京:中国医药科技出版社,2011:22.

比类的思想方式,对病因进行分类,从而使中医病因学具有了宏观的、整体的和辨证的特色和表象、聚类的特征①。

二、以天地四时象释病因

中国古代学者将人与自然(天)相统一的特性称为天人合一。诚如《素问·阴阳应象大论篇》所言"阴阳者,天地之道也,万物之纲纪",阴阳是自然界运动变化的总规律。就四时气候变化而言,从冬至春夏,气候由寒冷逐渐转暖变热,是阴消阳长的过程;从夏至秋冬,气候由炎热逐渐转凉变冷,是阳消阴长的过程。四时气候变化、寒暑更替,源于阴阳对立制约基础上的阴阳消长。基于人与自然间的相互统一关系,中医学在认识病因时亦常从天地四时象入手,借助据象类推或据象比附以阐释各类病因的概念与致病特点。

1. 以天人相应象释六淫概念　"天人合一"一直是中国传统思想文化的核心理念和重要命题②。汤一介指出,天人合一学说"不仅是一根本性的哲学命题,而且构成了中国哲学的一种思维模式"③。诸子对此理解不尽相同,道家的认识集中体现在"道法自然",指出天道以自然无为为德为性,人道当效法天道④,强调万物是自然造化的结果,人应顺应自然,人与天、地、道之间应和谐统一。

受天人合一思想影响,先民认识到人之生命为天地阴阳之气合和制化所生,认为"人以天地之气生,四时之法成"(《素问·宝命全形论篇》),强调人体生命过程始终离不开人与自然环境之间、四时天地阴阳之气间的交流出入。倘若人与自然不相适应,则可能导致疾病的发生,故"天人不应"是六气成为六淫的前提条件。诸子论著中均散见有关于气候异常变化使人致病的记载,零星提及风、雨、寒、暑、湿、燥等自然气候异常可使人致病,但尚未形成系统的理论⑤。如《左传·昭公》所载"天有六气""淫生六疾"⑥,此处"淫"即为浸淫、过

①　林飞.中医病因学思想探讨[J].湖北中医药大学学报,2012,14(6):48-49.
②　张涛.《周易》与儒释道的"天人合一"思想[J].山东大学学报(哲学社会科学版),2017,55(4):144-152.
③　汤一介.我的哲学之路[M].北京:新华出版社,2006:38.
④　高晨阳.论"天人合一"观的基本意蕴及价值[J].哲学研究,1995(6):22-28.
⑤　穆俊霞,宋志萍,王平,等.外感六淫学说探源[J].山西中医学院学报,2010,11(3):9-11.
⑥　舒胜利,陈霞村.左传[M].太原:山西古籍出版社,2007:282.

度之意。尽管医和所论六气并非后世所言导致六淫之六气,但医和以"淫生六疾"指出六气致病的条件,或许是后世"六淫"名称产生的来源①。再如,《吕氏春秋·季春纪》云:"天生阴阳、寒暑、燥湿、四时之化……大寒、大热、大燥、大湿、大风、大霖、大雾,七者动精则生害矣。"②文中"大"为太过之意,说明先哲开始意识到气候变换太过对生物、人体有害。《引书》亦有类似的观点,即"人之所以得病者,必于暑湿风寒雨露……起居不能与寒暑相应"③。

《内经》在继承诸子上述认识的基础上,从天人不应视域取六气象释病因,逐渐形成了较为成熟的气候致病理论。统观《内经》不同篇章,其对气候特点描述并无现今六气概念所言的固定统一的风寒暑湿燥火(热)之称谓,常代之以"燥湿寒暑风雨"(《灵枢·顺气一日分四时》)、"风雨寒暑"(《灵枢·口问》)、"风雨寒暑清湿"(《灵枢·百病始生》)、"寒暑(热)燥湿风"(《素问·阴阳应象大论篇》)等。由此可知,关于气候致病的认识在《内经》已确立无疑。先贤常以"胜""淫"或"淫胜"并举,说明当气候异常以致人无法与自然界相适应时则会发病,如《素问·阴阳应象大论篇》曰:"风胜则动,热胜则肿,燥胜则干,寒胜则浮,湿胜则濡泻。"经文原则性地论述了风热燥寒湿太过为病的主要临床表现。

《内经》论及气候时常提到热,直到唐代王冰将"运气七篇"作为《素问》已佚之卷,补入其中,始将"火"列为自然界气候。为了符合天道"六六之节"需要,在"寒暑(热)燥湿风"五气中加上"火"以构成"六气",由此确立了六气为风寒暑(热)湿燥火的概念,用以概括各季的气候特征。《素问·五运行大论篇》对六气的特性和作用以"燥以干之,暑以蒸之,风以动之,湿以润之,寒以坚之,火以温之"加以阐述。《素问·至真要大论篇》又以"风淫所胜,民病洒洒振寒""热淫所胜,民病腹中常鸣""湿淫所胜,民病饮积""火淫所胜,民病注泄赤白""燥淫所胜,民病喜呕""寒淫所胜,民病少腹控睾"等,论述六气太过亦可使人致病。

《内经》论述六气时,暑和热、火和热常混称。然由其论述可知,《内经》所言"热""火"有别,如《素问·天元纪大论篇》曰:"在天为热(暑),在地为火。"《素问·五运行大论》云:"其在天为热,在地为火……其性为暑。"由此可知,

---

① 王颖晓.杨雪彬.六淫概念的发生学探讨[J].中医杂志,2018,59(1):2-4.
② 冀昀编.吕氏春秋[M].北京:线装书局,2007:52.
③ 连劭名.江陵张家山汉简《引书》述略[J].文献,1991(2):256-263.

热、暑为天之气,暑热同性,火为地之气。故就火、热而言,火不属六气,热为六气之一。再就临床而言,外火致病少之又少,火证之火邪常自内生,而热邪致病无论是在古代医籍所载还是现今临床均为常见病因。因此,我们更倾向于六淫概念之"火"当为"热"①。

《内经》虽无六淫一词的明确提法,但对气候异常与疾病发生的认识已日趋系统,六气异常致病的理论框架基本形成。宋代陈无择首次将使人致病的六气统称为六淫,在其论著《三因极一病症方论·三因论》中曰"夫六淫者,寒暑燥湿风热是也。暑热一气""六淫,天之常气,冒之则先自经络流入,内合于脏腑,为外所因"②。至此,六淫遂成为中医学病因理论的专门术语。

可见,六淫概念的提出与六气相关,是先贤基于天人相应思想,由疾病发生与自然气候的直接联系中所找寻到的一类病因。

2. 藉六气象释六淫概念与致病特点　六淫是中医学最常见的外感病因,它的形成与六气相关。先贤通过长期对气候观察发现,当六气异常,机体无法与之适应时则可使人致病,此时的六气就是六淫。这一直接观察因果关系的寻象方法对寻找外感病的具体病因起到一定指导作用。然而随着临床实践的不断深入,这一认识的局限性渐趋明显。如很多情况下,外感疾病的发生无法确定由哪一种具体气候引发。此时,先贤遂在意象思维指导下,将机体的临床表现特征与六气的气象特点相类比,寻找两者之间的相似性,经"观物取象""立象尽意"而确定六淫种类。

先以风邪为例。中医学认为,临床见眩晕欲仆、抽搐震颤等动摇不定表现时,每与风邪所致相关。这是因为自然界之风乃空气之流动,风具有使物体摇动的特性,风动则物动,风吹则草木摇动,动摇不定的症状与风吹物动的情景相类似,故中医学认为"风性主动",每将表现为眩晕欲仆、抽搐震颤等不自主的异常运动的症状归因于风邪所致,故《素问·阴阳应象大论篇》曰"风胜则动",《素问·至真要大论篇》亦曰"诸风掉眩,皆属于肝""诸暴强直,皆属于风",以上经文均是就风胜则动的特性而言。需要说明的是,《内经》所言"风胜

---

①　王颖晓.六淫学说的文化特性探析[J].南京中医药大学学报(社会科学版),2017,18(2):71-74.

②　陈无择著,侯如艳校注.三因极一病症方论[M].北京:中国医药科技出版社,2011:22.

则动"，未明示其为内风抑或外风，就临床实践而言，似以内风（风气内动）更为多见。诚然亦有属外风（外感风邪）者，如破伤风之见项强上视、四肢抽搐等症。又自然界的风善行是其本性，风性变幻无常，无孔不入，故先贤关于临床凡见病位游移、变化迅速、行无定处的症状，皆为"善行"之风候所致的认识，正是源于以风象拟病象而获得。中医学中"风疹""风水""中风""风湿""风温""风火牙痛"等以"风"命名的病证，皆因该类疾病有类似风的摇旋、急骤、多变等风之特征。

继以寒邪为例。自然界中，物受寒则外形收缩，人受寒则肢体蜷缩，水受寒则凝滞不畅，天地寒则缺乏生机，万物萧瑟。据此取象比类，中医病因学说中关于寒邪"凝滞""收引"致病特点的认识和表述均据此提炼而来。《素问·举痛论篇》曰："寒气入经而稽迟，泣而不行，客于脉外则血少，客于脉中则气不通，故卒然而痛。"经文指出寒性凝滞，即寒邪入侵经脉稽留而迟滞，易致气血运行不畅，不通则痛，故可引起各种寒性疼痛，即所谓"寒胜则痛"。临床将寒邪为主的痹证，称为"痛痹"。《素问·举痛论篇》云："寒气客于脉外则脉寒，脉寒则缩蜷，缩蜷则脉绌急，绌急则外引小络，故卒然而痛。"经文明示寒性收引，即寒邪入侵人体，可令皮毛腠理收缩而致恶寒发热、无汗；可致经络、血脉绌急而见头身疼痛、经脉拘急、皮肤苍白、四肢厥冷、脉紧；可致肢体关节牵引，导致形体蜷缩、肢节拘挛疼痛。

又如自然界的湿是空气中的水汽。若湿度过大渗于物体，物体就变得沉重；若物体处于潮湿之地或受潮，则易长霉腐烂，给人秽浊不净之感，与湿气的这一性质类比，中医学构建了"湿性重浊"的致病特点，将临床上出现头重如裹、肢体困重的沉重症状和面垢眵多、舌苔浊腻、疮疡流水、痢下脓垢等秽浊表现，均归因于湿邪所致。

再如自然界中的燥是指空气中湿度不足，诚如《素问·阴阳应象大论篇》曰："燥胜则干。"据此类比，中医学提出了"燥性干涩，易伤津液"，将外感病中所见的皮肤干燥、口干唇燥、鼻咽干燥、毛发干枯不荣、小便短少、大便干结等症状，常推断因燥邪致病。

其他淫邪的认识与此基本相同，也皆体现了对六气之象的观察体悟。

综上所述，先贤关于六淫之邪性质与致病特点的构建，是在意象思维指导下,通过与六气之气象特点类比,经长期临床观察、反复实践验证,经不断演绎、归纳而来,如此能更合理、准确地解释复杂多变的临床诸症。外感病中,物理、化学、生物(细菌、病毒等)等多种致病因素作用于人体所引起的病理变化,大凡与六气之气象特征相似,皆可用相应的六淫之邪来解释,临床也可据因论治。

由此可知,中医学对外感病因的认识虽然常以冠以气象学之名,但其实质并不是简单的气候异常,是各种致病因素作用机体,产生与六气气象特点相类似的病理反应,进而用相应的六气模拟。故有学者认为六淫病因是模拟病因①。

因此,六淫不再仅仅是使人致病的六种气候的统称,更多的是指代与自然界六气气象特性相符的六类病因符号,其概念不仅具有气象学意义,还具有抽象意义②。

3. 藉天人相应象释外邪致病的季节性　外邪是指来自自然界的一类外感病因,主要包括六淫、疠气。人生活在自然界,自然界的气候变化是导致疾病的重要因素,疾病的发生无不受自然规律的影响和制约。《金匮要略·脏腑经络先后病脉证》曰:"夫人禀五常,因风气而生长,风气虽能生万物,亦能害万物。如水能浮舟,亦能覆舟。"③仲景即以风指代自然界气候,指出自然气候既是人类生存的必要条件,又是可能的致病因素④。

不同季节,气候特点不一样,故外感六淫发病具有一定的季节性。《素问·生气通天论篇》所谓"春伤于风""夏伤于暑""冬伤于寒",即是此意。这一认识的获得,源于天人相应观指导下的五季—五气的类推。如:风为春季主气,故风邪为病以春令居多;暑为阳热之邪,为夏令主气,故暑邪为病见于夏令;寒为冬季主气,故寒邪为病以冬季多见④。

4. 藉人与社会应象释情志致病　人具有社会属性,不同的社会环境对机体的身心会产生不同的影响。中医学借人与社会的应象关系,强调社会因素

---

①　邢玉瑞.中医辨证思维之病因分析[J].陕西中医学院学报,2010,33(2):1-2.
②　王颖晓,杨雪彬.六淫概念的发生学探讨[J].中医杂志,2018,59(1):2-4.
③　于志贤,张智基点校.金匮要略[M].北京:中医古籍出版社,1997:1.
④　王颖晓,杨雪彬.六淫概念的发生学探讨[J].中医杂志,2018,59(1):2-4.

可构成病因。如《素问·疏五过论篇》曰："凡未诊病者,必问尝贵后贱,虽不中邪,病从内生。"指出在未诊病前,应问清患者的生活环境,譬如其社会地位的贵贱,如果是先贵后贱,其情志必抑郁不舒,此时即便没有感受外邪,也会因情志内伤而使病从内生。该篇又言"凡欲诊病者,必问饮食居处,暴乐暴苦,始乐后苦,皆伤精气,精气竭绝,形体毁沮",指出欲诊治疾病时,一定要问患者的饮食和居住环境以及是否有精神上的突然欢乐、突然忧苦或先乐后苦等情况,因为突然苦乐都能损伤精气,使精气遏绝,形体败坏而发病。以上经文均强调社会地位的变迁、人生际遇的改变,都可以使人的心理发生变化,导致情志波动异常,进而引发许多疾病。由此可知,中医学关于情志致病认识的建立源于人与社会的统一性,这也是后世七情内伤认识形成的缘由。

三、以动态变易象释病因

中国古代思想家崇尚变易,认为动态变易是宇宙的本性以及事物的变化规律,注重从动态、变化的角度去观察和把握客观世界。《素问·六微旨大论篇》曰:"物之生,从于化;物之极,由乎变。变化之相薄,成败之所由也。""成败倚伏生乎动,动而不已,则变作矣。"指出万物生长由于化,万物衰败源于变,变与化的消长导致成长与消亡间的转化,导致成长与消亡的原因在于运动。故《内经》认为,人体的生命活动过程、疾病过程和外界环境都处于不断运动变化之中。

在变易思想影响下,中医用变易思维说明人体生命运动变化过程,用于类比之"象"是动态、变易之象。中医在研究人体生理、病理和疾病诊治过程中,大量运用了变易思维的原则,使主观认识符合生命运动的客观变易过程。在动态变易思想指导下,先贤提出了中医病因所言的气候变化、情绪变化等具有致病与非致病的双重性。

1. 援变易象辨气候变化的双重性　六气与六淫皆冠以风寒暑湿燥热(火)之名,但前者是人体能适应的气候变化,即人与自然处于和谐统一状态;后者既可以是因气候变化或太过或不及或非其时有其气,以致人体无法与之适应,还可以是虽为正常气候,但人体因自身原因无法与之适应,如此则使人与自然气候处于失衡状态而发病。《内经》将六气演变成六淫的条件概括为"未至而至,此谓太过""至而不至,此谓不及"(《素问·六节藏象论篇》),同时指出"至而和则平,至而甚则病,至而反者病,至而不至者病,未至而至者病"(《素问·至真要大论篇》)。经文所言的"至而甚"(太过)、"至而不至"(不及)、"至而反"(非其时有其气)、"未至而至"(非其时有其气),皆属反常气候。气候一旦反常,人与其即可能处于"失中和"状态,此时的气候变化即具有致病性[①]。

由此可知,尽管六气与六淫均涉及气候变化,但六气的非致病性在于其使人与自然处于"中和"的状态,六淫的致病性则是人与自然处于"失中和"状态[①]。可见,任何气候变化,均有致病和非致病的双重性,中医学注重从动态的角度看待气候变化,以是否具有致病性区别六气与六淫,显然这一认识的建立是深受动态变易思维影响的。

2. 援变易象辨情志变化的双向性 七情,是指人体喜、怒、忧、思、悲、恐、惊七种情志变化,属人的七种不同情感。七情具有双重性,若是机体对外界刺激的情志应答,属适度反应,则为人之常性,属生理范畴;若在突然的、剧烈的或过久的情志刺激下,超出人体自我调节能力,则可导致机体气机紊乱、脏腑损伤、阴阳失调,属过度反应,则易使人致病,属病因概念。因七情致病,病从内生,是内伤疾病的主要致病因素之一,故称内伤七情。

情志变化能否致病,一方面取决于情志变化是否异常,另一方面则与个体调节能力与耐受力的强弱有关。可见情志变化亦有致病与非致病的双向性,中医学关于情志致病的认识获得亦受动态变易思维影响。

四、援病理反证释病因

中医学的形成源于生活实践。我国先民通过对人体生命现象的长期整体观察,通过反复分析人体对不同环境、不同刺激所作出的不同反映而认识人体

---

① 王颖晓.六淫学说的文化特性探析[J].南京中医药大学学报(社会科学版),2017,18(2):71-74.

的生理、病理规律。先民亦会通过病理表现反证机体的生理。基于此,依据病理表现反证病因自然成为先贤认识病因的途径之一。瘀血形成机制和无形之痰的认识就是在病理反证的基础上获得的。

1. 援病理象反证瘀血形成机制　瘀血,是指体内血液停滞所形成的病理产物,是继发性病因之一,包括离经之血积存体内,以及血运不畅或停聚瘀积之血。脉道之内的瘀滞之血,多由血运不畅或血行无力所致;组织间的瘀积之血,多由离经之血未能消散吸收而停留所致。根据瘀血致病的症状表现,瘀血作为病因易辨,但对其治疗因形成血运不畅或离经之血的原因不一而相对复杂。中医学推导瘀血成因时,往往是在确定瘀血临床表现"象"之外,据患者的病理"兼象"而来。兹举例如下。

若瘀血患者兼有局部冷感、患处冷痛等寒象,其成因当为寒。如手足部冻疮,常见有局部皮肤青紫冷痛。又如产后瘀血所致的恶露不尽或腹痛常兼小腹冷感,即《诸病源候论·产后恶露不尽腹痛候》所谓:"妊娠取风冷过度,胞络有冷,比产血下则少。或新产血露未尽,而取风凉,皆令风冷搏于血,血则壅滞不宜消,蓄积在内,内有冷气,共相搏击,故令痛也。甚者则变成血瘕,亦令月水不通也。"①认为妊娠当风取冷或新产取风凉,易致胞络冷,血壅滞而见产后恶露不尽腹痛诸症。

若瘀血患者兼有神疲乏力、少气懒言、舌淡脉弱等气虚之象,其成因当为气虚。气虚则行血无力,血行迟缓而致瘀。故《景岳全书·胁痛》曰:"凡人之气血犹源泉也,盛则流畅,少则壅滞,故气血不虚则不滞,虚则无有不滞者。"②《读医随笔·承制生化论》更明确指出:"气虚不足以推血,则血必有瘀。"③然气虚统摄无权,易可致血离经脉,停于体内而成瘀血。

他如瘀血患者兼有发热、舌红脉数等热象,其成因当为热;兼有局部胀满、憋闷不舒等气滞象,其成因当为气滞。

2. 援病理象反证痰之有形无形　痰饮是机体水液代谢障碍所形成的病理产物,是继发性病因之一。就其形质而言,一般以较稠浊的称为痰,清稀的

---

① 鲁兆麟主校.诸病源候论[M].沈阳:辽宁科学技术出版社,1997:201.
② 张介宾.景岳全书[M].上海:上海科学技术出版社,1958:449.
③ 王新华点注.读医随笔[M].南京:江苏科学技术出版社,1985:40.

称为饮。痰有有形之痰和无形之痰之分。

有形之痰视之可见、闻之有声、触之有形。其中视之可见,是指肺及呼吸道的分泌液,是可咳咯而出或呕恶而出的黏性液体。闻之有声,是指在患者喉中可闻及痰鸣声。触之可及,是指可触及具有一定活动度的软性肿块状物,如瘿瘤、瘰疬、乳癖等。由此可知,中医学对有形之痰的认识是据患者的病理表现,由"见乃谓之象"(视之可见)、"感乃谓之象"(闻之有声、触之有形)的意象思维模式建立的。

无形之痰视之不见、闻之无声、触之无形。如眩晕、失眠、中风、癫狂等病证,若是该病证的兼症之表现符合痰的致病特点,则由此而推求其病因为痰。可见,中医学对无形之痰的认识是据病理表现反证而来的。此时的痰已无形质可征,已是一种意象性符号。

五、以气—阴阳—五行模式类推基本病机

先哲常按气—阴阳—五行模式,借助气、阴阳、五行等拟象,将纷繁复杂的外部世界得以贯通并提升,进而说明宇宙本原、事物构成及其变化规律。受此思维模式影响,先贤常以此类推中医病因病机。

1. 援天地—阴阳象释阴阳失调　受汉代道家"天人合一"观的影响,《内经》提出"人与天地相应(参)",认为人赖自然而生存又受自然制约,人与自然和谐是健康的象征[①],反之则会致病。作为中国古代哲学的阴阳,是先贤阐释宇宙万物发生发展变化的世界观和方法论。阴阳学说渗入中医学中,参与中医理论体系的构建。阴阳失调是中医学最基本的病机,这一认识的获得源于对天地—阴阳象的类推。兹以"阳常有余,阴常不足"、阴阳盛衰、阴阳互损为例,阐释如下。

(1) 取天地日月之象以类推"阳常有余,阴常不足"的病机。《素问·太阴阳明论篇》曰:"阳者,天气也,主外;阴者,地气也,主内。故阳道实,阴道虚。"指出人身阳气,犹如天气,主卫护于外;人身阴气,犹如地气,主营养于内,是故

---

① 王庆其.《黄帝内经》文化专题研究[M].上海:复旦大学出版社,2014:80-81.

阳气性刚多实,阴气性柔易虚。朱丹溪承袭《内经》观点,在其著《格致余论·阳有余阴不足论》云:"人受天地之气以生,天之阳气为气,地之阴气为血,故气常有余,血常不足。何以言之?天地为万物父母。天,大也,为阳,而运于地之外;地,居天之中为阴,天之大气举之。日,实也,亦属阳,而运于月之外;月,缺也,属阴,禀日之光以为明者也。人身之阴气,其消长视月之盈缺。"①原文指出人禀天地之气而生,与天地相参;自然界中天为阳,行于地之外;地为阴,居于天之中且日为阳,常圆;月为阴,常缺。朱氏基于天地—日月的自然规律,推演出天地间阳气常有余、阴气常不足,进而将之比拟于人,类推出人之阳气常有余、阴气常不足。

同时,从人体生命过程观察,人体也常处于阳有余阴不足的状态中。如《素问·阴阳应象大论篇》曰:"年四十而阴气自半也,起居衰矣。"意指常人到四十,阴气已然衰减一半,其起居动作,亦渐渐衰退。丹溪对此进行发挥,认为"人之生也,男子十六岁而精通,女子十四岁而经行,是有形之后犹有待于乳哺水谷以养,阴气始成,而可与阳气为配,以能成人,而为人之父母。古人必近二十、三十而后嫁娶,可见阴气之难于成,而古人之善于摄养也"①,认为人体生长发育生殖等整个生命过程中,阴气难成,常有不足,故古人善于保养阴精。由此可知阳常有余、阴常不足的认识亦是对人体生命过程长期观察体悟后提炼而来。

(2)援阴阳对立制约关系失调象释阴阳偏盛偏衰病机。自然界万物都存在着阴阳两个方面。就其性质而言,阴阳是相反对立的;就其关系而言,两者是相互依存、相互制约、相互拮抗的。相互对立的阴阳双方通过彼此间的互相制约,以达到相对的协调和谐。一旦阴阳对立制约的和谐状态被破坏,就会出现阴阳制约失常。中医学正是由阴阳对立制约关系失调认识阴阳偏盛偏衰病机的。

中医学援阴阳对立制约关系失调比附阴阳盛衰病机。中医学中"阳胜则热""阴胜则寒""阳虚则寒""阴虚则热"等阴阳盛衰病机认知的获得源于阴阳制约太过的比附。日常生活观察可知,若热之邪侵犯人体,机体常会呈现一派

---

① 张春晖校注.格致余论[M].北京:中国医药科技出版社,2011:12.

热象,出现面红目赤、身热汗出、舌红脉数等症。先贤则据阳主热,阳邪侵犯人体则可致体内阳偏盛,此时原本阴阳对立制约的和谐状态遭到破坏,出现阳过度制约阴的病理变化,故《素问·阴阳应象大论》所谓"阳胜则热"的认知即是由阴阳对立制约关系失常比附而来。同理,若寒邪侵犯人体,机体亦会呈现一派寒象,出现面色苍白、身冷无汗、舌淡脉迟等症。中医学借阴主寒,阴邪侵犯人体则可致体内阴偏盛,此时原本阴阳对立制约的和谐状态同样遭到破坏,出现阴过度制约阳的病理变化,故《素问·阴阳应象大论篇》所谓"阴胜则寒"的认知亦是由阴阳对立制约关系失常比附而来。除了以上因阴阳某一方对另一方制约太过出现阴阳偏盛病机,亦有阴阳中某一方无力制约对方而使对方力量相对偏胜的阴阳偏衰病机。如临床可见咽干口燥、潮热盗汗、颧红升火、大便干结、舌红少苔、脉细而数等虚热之象,究其原因是人体阴不足,导致凉润、宁静、抑制功能减弱,无力制约阳而机体阳气相对偏盛所致,故《素问·调经论篇》曰:"阴虚则内热。"同理,临床可见神疲乏力、畏寒肢冷、大便稀溏、小便清长、舌质淡胖、脉象虚弱等虚寒之象,此乃人体阳气不足,温煦、推动、兴奋功能减退,无力制约阴,机体阴气相对偏亢所致。故《素问·调经论》曰:"阳虚则外寒。"可见,中医学关于阴阳偏衰病机的建立源于对阴阳间制约不及的推导。

　　(3)援阴阳互根互用关系失调象释阴阳互损病机:所谓阴阳互根互用,是指阴阳之间任何一方都不能脱离另一方而单独存在,阳依附于阴,阴依附于阳,每一方均以对立面的存在为自身存在的前提,两者存有互根互用、相互资生的关系。故《素问·天元纪大论篇》曰:"天有阴阳,地亦有阴阳。""阳中有阴,阴中有阳。"张介宾《类经·运气类》对此注曰:"天本阳也,然阳中有阴;地本阴也,然阴中有阳。"①《景岳全书·本草正》又言:"阴阳之理,原自互根,彼此相须,缺一不可,无阳则阴无以生,无阴则阳无以化。"②以上原文均强调阴阳之间存有相辅相成、互根互用,阳得阴而生,阴得阳而长,一旦机体阴或阳的任何一方虚损到一定程度,必然导致另一方的不足,最终就会形成阴阳两虚的病理

---

①　张介宾.类经[M].北京:人民卫生出版社,1965:811.
②　张介宾.景岳全书[M].上海:上海科学技术出版社,1958:919.

变化。

中医学援阴阳互根互用关系失调比附阴阳互损病机。如临床常见的遗精、盗汗、失血等慢性精、津、血消耗性病证，日久会出现自汗、畏寒等表现。精、津、血等属阴；自汗乃气虚不能固摄，畏寒乃气虚失于温煦，气属阳。由此可知此处临床所见的自汗、畏寒的表现是由阴虚进一步发展所致，此属阴液亏损到一定程度而不能生阳，使阳气生化不足或无所依附而耗散所形成的以阴虚为先、为主的阴阳两虚的病理变化，即为阴损及阳。同理，临床亦有原为阳虚病证，迁延不愈而见阴虚表现者，此乃阳气亏损至一定程度而不能生阴，使阴液生化不足所形成的以阳虚为主的阴阳两虚的病理变化，即为阳损及阴。可见，关于阴阳互损的病机认识离不开对阴阳互根互用关系失调的比附。

2. 借阴阳属性象释病邪与发病部位　中医学对于病因与常见发病部位关系的认识，是以阴阳属性为取象标准，在同气相求理论影响下推导而来的。如《素问·太阴阳明论篇》曰："犯贼风虚邪者，阳受之；食饮不节，起居不时者，阴受之。阳受之，则入六腑。阴受之，则入五脏。"因"贼风虚邪"存于体外，经文以此指代外感病因，按阴阳属性归类，贼风虚邪属阳邪，同气相求，则贼风虚邪袭人，体表阳气先受侵害，易侵犯人体阳位（体表或体内六腑），即经文所谓"阳受之"。又因"食饮起居"存于体内，经文以此指代内伤病因，按阴阳属性归类，食饮起居属阴邪，同气相求，则食饮起居失调伤人，体内阴气先受损伤，病位属阴位（体内五脏）。这就是基于病邪阴阳属性，按同气相求原则推导而来的病邪与发病部位的关联性。类似的论述还有该篇的"阳受风气，阴受湿气""伤于风者，上先受之；伤于湿者，下先受之"，《灵枢·百病始生》的"清湿袭虚，则病起于下；风雨袭虚，则病起于上"等。

3. 援阴阳消长象推病情进退　阴阳双方在一定时间、一定范围内处于不断增长和削减的变化之中，进而维持着阴阳间的协调和谐。昼夜更替中，阴阳随之发生消长变化。人秉天地之气而生，故人体正气一日之中也会发生消长变化。

中医学认为，人体正气盛衰决定疾病进退，而人体正气的盛衰与昼夜阴阳消长同步，因此疾病的进退也随昼夜阴阳消长发生相应的变化。这种认识正是在意象思维指导下,借昼夜阴阳消长类推疾病进退而来。诚如《灵枢·顺气一日分为四时》所言"夫百病者,多以旦慧、昼安、夕加、夜甚",经文指出伴随一日中太阳变化,人体具有抗病康复能力的正气亦会在一日内有周期性变化,即早晨人体正气开始上升,中午人体正气至盛,傍晚人体正气开始衰落,夜半人体正气闭藏。当正气盛,则其对邪气的制约力相对强,病情则可由此减轻,反之病情会加重。可见随正气在一日之中发生消长变化,其对病邪的制约能力也会发生消长变化。故中医学由此类推病情在一日之内可表现为旦慧、昼安、夕加、夜甚的不同状态。

4. 援昼阳夜阴之象释气病血病之辨　由阴阳属性可知:以气血分阴阳,气为阳,血为阴;以昼夜分阴阳,昼为阳,夜为阴。古代医家将昼阳夜阴之象与气病血病之辨加以联系,以此推断病机。如《万病回春·万金一统述》有言:"百病昼则增剧,夜则安静,是阳病有余,乃气病而血不病也。夜则增剧,昼则安静,是阴病有余,乃血病而气不病也。昼则发热,夜则安静,是阳气自旺于阳分也。昼则安静,夜则发热烦躁,是阳气下陷入阴中也,名曰热入血室。昼则发热烦躁,夜亦发热烦躁,是重阳无阴也。夜则恶寒,昼则安静,是阴血自旺于阴分也。夜则安静,昼则恶寒,是阴气上溢于阳中也。夜则恶寒,昼亦恶寒,是重阴无阳也。"①原文指出,气病、阳病则"昼则增剧,夜则安静",究其原因乃是昼为阳,气属阳,气病、阳病均会使人体在白天出现阳胜加重的病理变化,至夜间则因有阴对阳的制约而使病情稍安;同理,血病、阴病则"夜则增剧,昼则安静",究其原因是为夜为阴,血属阴,血病、阴病均会使人体在夜间出现阴胜加重的病理变化,至白天因有阳对阴的制约而使病情稍安。余此类推。综上所述,上述关于昼夜间不同主症的出现蕴含着不同的病变机制。中医学关于气病昼增、血病夜剧的认识显然是基于昼夜—阴阳—气血—寒热的对应属性类推而来的。

5. 援五行象释五脏病变与传变规律　五行学说渗透到中医学领域,用以阐释人体的组织结构、生理功能、病理变化及其与外界环境间的相互关系,指导疾病诊治和日常养生。中医学常取五行特性为依据,通过类比归类和推演

① 龚廷贤.万病回春[M].北京:人民卫生出版社,1984:12.

络绎的意象思维方式,将在自然界的四时(五时)六气(五气)与人体五脏建立天人相应的联系,以此说明四季有常见病、自然环境的异常变化必然影响脏腑功能。同时,中医学常借五行生克关系异常以说明疾病的传变规律与五脏病变间的互相影响。

(1)援五季—五行—五脏象释五季多发病:承前所述,中医学通过类比归类和推演络绎的意象思维构建了天人一体的藏象系统。五脏外与五季、五气象通应,各有其所主之季节,故先贤以此为据按同气相求的原则,获得同一邪气易于侵犯当令之脏、当令季节易见当令脏腑病变的认识。如《素问·金匮真言论篇》曰:"东风生于春,病在肝,俞在颈项;南风生于夏,病在心,俞在胸胁;西风生于秋,病在肺,俞在肩背;北风生于冬,病在肾,俞在腰股;中央为土,病在脾,俞在脊。"经文借五行特性,援五季—五脏的通应关系以说明同一邪气在不同季节侵犯人体,多使当令之脏发病。如肝应春、心应夏、肺应秋、肾应冬、脾应长夏,故中医学有春多发肝系病、夏多发心系病、秋多发肺系病、冬多发肾系病、长夏多发脾系病的五季多发病的认识。如果不是当令之脏受邪气侵袭而发病,则如《素问·咳论篇》所言:"五脏各以其时受病,非其时,各传以与之,人与天地相参。"疾病若传变则会更易于传向当令之脏。

(2)借五行生克异常释五脏病变相互影响:因五行各行之间存有生克关系,五脏功能间亦有相互资生、相互制约的关系。一脏功能正常,得益于其他四脏对其或资助或制约的作用。因此,某一脏功能异常,必然会影响到其他四脏功能的正常发挥。中医学借助五行生克异常说明五脏病变的相互影响。五行生克异常对五脏病变的传变有母子相及和相乘相侮,详细论述见第三章第一节,兹不赘述。

六、"援物比类"的病因病机思维模式

援物比类是古人认识自然的常用方法,历代医家对病因病机的认识渗透着援物比类的思维方式。

1. 援"失中和"象释"生病起于过用" 中和思想是儒家文化的精髓。"中和"一词始见于《礼记·中庸》,其言"喜怒哀乐之未发,谓之中;发而皆中节,谓

之和。中也者,天下之大本也;和也者,天下之达道也"①,指出喜怒哀乐各种感情未表露(即不偏不倚)为中,表露出来(无太过与不及)为和。中是万物的根本,和是万物运行的规律②。中和思想的核心在于适度,不偏不倚,无太过、无不及③。天地之间的中和之气最适宜万物生长,中和是世间万物得以形成和存在的最佳状态。

受儒家中和思想影响,中医学提倡人应顺应天地中和之气,如此有利于保养生命,即《素问·上古天真论篇》所谓"处天地之和,从八风之理……形体不敝,精神不散,亦可以百数"。中医学中"生病起于过用"的发病观是先贤在中和思想影响下,由"失中和"推导而来的。

四季更替、寒热温凉之气候变化是人类赖以生存的基本条件。若气候反常、六气太过或不及,人与四时天地阴阳之气失于中和,则疾病就会发生,即《素问·经脉别论篇》所言"春秋冬夏,四时阴阳,生病起于过用"。经文所言"过",指超过,"用"指一般规律。生病起于过用,意指人之所以患病是由于人体与环境、人体自身的整体统一性被破坏。过用致病论是中医发病学的重要理论之一。无致病性的六气演变成具有致病作用的六淫,这一认识的获得就是在"失中和"思想影响下建立的气候变化之过用致病。

另外,精神情志活动是人的正常情绪表现,人皆有之。但若情志变化太强、太久、太突然,人体无法适应情志变化,则会使人与情志变化因失中和而过用为病。《素问·上古天真论篇》所言"不知持满,不时御神,务快其心,逆于生乐",即指出了精神情志失中和的危害性。

同样,饮食五味亦是维持人体生命活动的基本物质来源。《灵枢·五味》曰:"谷不入,半日则气衰,一日则气少矣。"旨在强调饮食对维持人体生命活动的重要性。但若饮食不节(暴饮暴食、饥饱失常)、饮食偏嗜则易使饮食失其中和而使人患病。如《素问·痹论篇》曰:"饮食自倍,肠胃乃伤。"《素问·生气通天论篇》又曰:"味过于酸,肝气以津,脾气乃绝;味过于咸,大骨气劳,短肌,心气抑;味过于甘,心气喘满,色黑,肾气不衡;味过于苦,脾气不濡,胃气乃厚;味

---

① 王云五、朱经农主编,叶绍钧译注.礼记[M].北京:商务印书馆,1947:175.
② 孙广仁.中国古代哲学与中医学[M].北京:人民卫生出版社,2009:150.
③ 张光霁,董一帆."和"在中医学中的体现[J].浙江中医杂志,2013,48(8):811-813.

过于辛,筋脉沮弛,精神乃央。"以上经文均提示饮食过用可致病。类似的论述还见于《素问·五脏生成篇》《灵枢·五味》等篇章。

劳逸本是人日常生活中的常见活动,劳逸结合有利健康。倘若劳逸过度,亦会失其中和而使人生病。《素问·宣明五气篇》言:"久视伤血,久卧伤气,久坐伤肉,久立伤骨,久行伤筋。"《灵枢·本神》亦言:"是故怵惕思虑者,则伤神,神伤则恐惧流淫而不止。"以上经文均说明劳逸不当可致病。

综上所述,大凡气候、情志、饮食、劳逸等均与人日常正常生活息息相关,导致其致病与非致病性的相对性的根本原因在于其是否与人体处于中和状态。

2. 援六气象比类病因病机 《素问·至真要大论篇》的病机十九条,以"诸……皆属于……"的句式,表达了取某些疾病的征象来进行类比,为疾病定位、定性、求因的取象思维,具体表现在取象比类、据象定位、据象定性、据象求因等几个方面①。

(1) 取六气象比类病因:《素问·至真要大论篇》曰"诸暴强直,皆属于风",指出凡是突然发作,出现肢体强直不柔,甚或僵仆的症状,都属于风邪。这是由于风性数变,症状突然发作有类风之数变之象。又如"诸病水液,澄澈清冷,皆属于寒",指出凡是排出的水液(分泌物或排泄物)质地清稀、颜色淡白,都属于寒。这是因为寒性冷,水液质清稀、色淡白(澄澈清冷)与寒性之象类似。依此类推。兹将"病机十九条"中,基于六气象由症状推求六淫之邪的论述归纳如下表3-5。

表3-5 取六气象,由症状求病因

症　状	取　象	求　因
诸暴强直	风	风邪
诸病水液,澄澈清冷	寒	寒邪
诸躁狂越	火	火邪
诸转反戾,水液浑浊	热	热邪
诸痉项强	湿	湿邪

(2) 取五气—五脏通应象定位五脏病变:《素问·至真要大论篇》曰"诸风

---

① 汤尔群,黄玉燕.病机十九条取象运数观[J].中国中医药现代远程教育,2015,13(18):6-7.

掉眩,皆属于肝",指出临床出现眩晕、振掉,猝然昏倒等症,虽与外感风邪无关,但症状的动摇不定与风性之易动、善变之象类似,故归为"风"。又因"风"五行属木,肝五行亦属木,由此推演则"掉眩"诸症皆属于"肝"。这是取五气—五行—五脏通应象,据疾病临床表现推演而来。兹据《素问》"病机十九条"和刘完素对其补充和发展,将中医学基于五气—五行—五脏相应关系,由症状推求五脏病位的论述归纳如下表3-6。

表3-6　取五气—五行—五脏象,由症状定病位

症　　状	取象(五气—五行)	定　病　位
诸风掉眩	风—木	肝
诸寒收引	寒—水	肾
诸湿肿满	湿—土	脾
诸痛痒疮	热(火)—火	心
诸涩枯涸	燥—金	肺

3. 借生活观察释七情致病规律　先贤关于情志生理、病理规律的认识,源于长期的生活观察与经验积累。如古人由切身体验可知,喜乐过度,常有不能自持,忘乎所以;忧愁不解,常见心胸憋闷,此由气机闭塞所致;盛怒之下,常会失去理智等,故《灵枢·本神》曰"喜乐者,神惮散而不藏。愁忧者,气闭塞而不行。盛怒者,迷惑而不治。恐惧者,神荡惮而不收"。《素问·举痛论篇》所言的"怒则气上,喜则气缓,悲则气消,恐则气下,惊则气乱,思则气结",亦是由生活观察而获得的认识。以"怒则气上"为例,当人处于生气状态,常见头面部的一些异常反应,如双目圆睁、面目目赤,甚则呕血(吐血)等,这些表现均是气上逆的表现。

4. 援物象释发病与病证　中医学对体质和发病的关系、地域与发病的关系、疾病发生的特点、病情轻重、病证描述等方面认识,都渗透着援物取象的意象思维模式。

(1)援植物象类比发病与体质的关系:基于"天人合一"思想,先贤从对自然界的观察体验,用植物象类比人体体质,进而探究发病与体质的关系。如《灵枢·五变》曰:"匠人磨斧斤砺刀,削斫材木。木之阴阳,尚有坚脆,坚者不

入,脆者皮弛,至其交节,而缺斤斧焉。夫一木之中,坚脆不同,坚者则刚,脆者易伤,况其材木之不同,皮之厚薄,汁之多少,而各异耶。夫木之蚤花先生叶者,遇春霜烈风,则花落而叶萎;久曝大旱,则脆木薄皮者,枝条汁少而叶萎;久阴淫雨,则薄皮多汁者,皮溃而漉;卒风暴起,则刚脆之木,枝折扤伤,秋霜疾风,则刚脆之木,根摇而叶落。凡此五者,各有所伤,况于人乎。"经文指出,因一木之中坚脆不同、不同之木厚薄不一、不同生长环境木性各异,这些情况均可使匠人伐木出现易砍和不易砍的不同结果。先贤以匠人伐木结果不同的原因在于树木本身质地的差异,比拟遇同一外邪,是否发病与体质有关、病证表现亦与体质有关。

(2)取六气象拟发病特点:中医学常取六气特点比拟发病特点。如《素问·阴阳应象大论篇》曰:"邪风之至,疾如风雨。"即是以自然界的疾风暴雨比拟外邪致病时传变迅速。

(3)援物象喻病情轻重:中医学常借实物表现比喻病情轻重。如《素问·宝命全形论篇》曰:"夫盐之味咸者,其气令器津泄;弦绝者,其音嘶败;木敷(腐)者,其叶发(废);病深者,其声哕。人有此三者,是谓坏腑,毒药无治,短针无取,此皆绝皮伤肉,血气争黑。"经文指出,当咸盐贮藏在器具中,看到渗出水来,意味着盐气外泄;当琴弦将断时,会发出嘶败之音;当内部已溃的树木,其枝叶会萎谢败落。先贤遂以盐使津泄、弦绝音嘶、木腐叶废这三种日常生活常见的事件的表里一致性,形象地说明疾病深重与症见哕声之间的关联性,由此比喻呃逆之症可能是病重的表现。机体一旦出现以上表现,说明脏腑已有严重损坏,药物和针灸都很难治疗,因为皮肤肌肉受伤败坏,血气枯槁,病情危重。

(4)借物象喻病证特点:中医学对病症的描述亦蕴含着意象思维的渗透。中医学常取日常生活中常见物象,生动再现疾病症状、病因病机。

如奔豚证,症见气上冲胸,直达咽喉,腹中有如小猪在奔跑。其病因病机常因肾之阴寒之水气乘虚上逆,以致气从少腹上冲,直达心下。豚,即小猪,属五畜之一,其在五行属水,肾五行亦属水。故以奔豚命名本病证喻义有二:一是取其发作时胸腹如有小豚奔闯,比喻症状表现;二是取其病机多为水气上逆。

又如梅核气,即是取梅核堵塞咽部的不适感,形象描述本病吐之不出、咽之不下的主要临床表现。

再如消渴病病机，周之干在《慎斋遗书》中阐述了消渴之理：肺、脾、肾气化腐熟水谷，理同用釜与多层蒸笼蒸熟食物——釜下之火如肾阳，釜中之水如肾阴，中层蒸笼如脾的枢转，最高层蒸笼如华盖肺——肾的蒸腾（包括阴阳两方面）为腐熟水谷的根本，脾为枢转，肺通调水道与肃降气机为耦合关系。因此，本病治疗的根本在于脏腑的气化与气机升降出入的调适，而非单纯的"治形"①。

（5）以地域象释发病趋势："橘生淮南则为橘，生于淮北则为枳。"古代先哲通过长期生活观察，发现土地不同会生产出不同作物，以此类推不同地域人易罹患不同常见病。

先秦时期的文献中记载了诸多相关论述。如《管子·地员》曰："其泉白青，其人坚劲，寡有疥骚，终无痟醒。"②《吕氏春秋·尽数》则注意到"轻水所，多秃与瘿人；重水所，多尰与躄人，甘水所多好与美人，辛水所多疽与痤人，苦水所多尪与伛人"③。可见，古人已观察到地域之象可对人体所造成影响。正是先民的这些观察经验所得，直接为中医学的病因理论提供了线索。

地域有高下，气候有差异，邪亦因地而异。《素问·阴阳应象大论篇》谓"东方生风""南方生热""中央生湿""西方生燥""北方生寒"，都含有邪气因地域方位之不同而异的特点，故《内经》在研究外感邪气致病的规律时，重视地域方土对发病的影响。

《素问·异法方宜论篇》专论气候、水土、饮食以及生活习惯差异等的致病原因，集中体现了古代医家通过对地域之象的细微观察，所确立的"三因"（因地制宜、因时制宜、因人制宜）理念。其指出，由于东西部地域环境不同，以致发病趋势各有区别。东部地区，气候温和，地处海滨，盛产鱼盐，故该地之人多吃海鱼且喜咸味。正由于过多食盐，咸能走血，即会耗伤阴血，故该地之人，大多皮肤色黑，肌理疏松，且多发痈疡之类的疾病。西部地区，其地多风，盛产金玉，遍地沙石，水土性质较为刚强。人们依山而居，不重御寒，善食酥酪骨肉，

---

① 金丽.象思维方法对中医理论与实践发展的意义[J].中医杂志,2013,54(1)：81-83.
② 孙波注释.管子[M].北京：华夏出版社,2000：324.
③ 谷声应译注.吕氏春秋白话今译[M].北京：中国书店,1992：31.

故而体肥,外邪不易入侵,一旦发病,多属内伤疾病。再如,中央地区,地平湿重,物产丰富,人们生活比较安逸,故而其病多为痿弱、厥逆、寒热等。可见,由于地域环境的不同,发病因素及易发疾病也各不相同。

现代环境地质学研究指出,在地质历史发展过程中逐渐形成了地壳表面元素分布的不均一性。这种不均一性在一定程度上控制和影响着世界各地区人类、动物和植物的发育,造成了生物生态明显的地区性差异①。

现代医学研究也证明,地方性疾病的发生确与该地区的水土环境有着密切的关系。如大骨节病、克山病就有十分明显的地域特征。有研究表明,大部分克山病、大骨节病分布于地质侵蚀之地,因该地水土中的易溶元素缺乏甚多,人食用有此缺陷的粮食和水,极易导致此类疾病的发生②。此外,有学者还发现,同一疾病的发病率在不同地域也会有高低之分③。

5. 援卦象释病因病机　古代医家善用卦象拟病象,采用《周易》卦象以解释病因病机者比比皆是。兹举例说明如下。

（1）借否卦释痞证病因病机:"痞"作为病名,发端于《内经》,完善于《伤寒杂病论》,是指以心下(实指胃脘)痞满不舒、按之濡软为主要表现的一类病证。其病位在脾胃,病机主要是脾胃升降失常(胃不降而脾不升)、气机上下不通、气闭中焦不行。中医学对痞证病机的认识就是取痞卦之象来阐释。

"否"卦(☰☷)为《周易》六十四卦之一,由八卦的乾、坤两卦按照乾上坤下组成。乾为天,坤为地。《易经》云:"本乎天者亲上,本乎地者亲下。"④故"否"卦寓天气向上升,地气往下降,天地之气越离越远,不得交通之象。正如尚秉和注"否"卦所云:"阳上升,阴下降。乃阳即在上,阴即在下,愈去愈远,故天地不交而为否。否,闭也。"⑤先贤以"否"卦天气不能下降,地气不能上升,上下不交而万物不通之象应之于人,则为阴阳离绝。

以天地阴阳论脾胃,则脾为脏,属阴,其象地,其卦坤;胃为腑,属阳,其象

---

①　《环境地质与健康》编辑组.环境地质学的内容[J].环境地质与健康,1972(1):1.
②　中国科学院贵阳地球化学研究所环境地质组.环境地质学的内容[J].中国地方病防治杂志,1973(2):47-51.
③　林慧芝.张荫昌.中国胃癌地理病理学[J].中国医科大学学报,1985,14(1):1-10.
④　朱熹注.周易[M].上海:上海古籍出版社,1987:15.
⑤　尚秉和.周易尚氏学[M].北京:中华书局,1980:79.

天,其卦乾。若以动静升降而言:则坤主静,其性湿,性本沉降而宜升,因只降不升则会形成升降不通(否)的格局,故脾气宜升则健;同理,乾主动,其性燥,性本升浮而宜降,故胃气宜降为和。脾之与胃,一脏一腑,一阴一阳,燥湿相济,升降相因,阴阳相合,纳运协调,共同完成对饮食物的消化和吸收,如此则是其常。倘若胃不降而脾不升,则阴阳不能相交,气机上下不通,此其病①。由此可知,痞证病机正是处于"否"卦状态。可见天地否、不交不通之否卦之象,生动解释了痞证病机。

(2)借未济卦释心肾不交病机:心肾不交是指心与肾之间的水火、阴阳的动态和谐失调,表现为水不济火,肾水虚于下而心火亢于上的心肾阴虚之证。中医学取未济卦之象释对心肾不交病机。

未济卦(☲☵)为下坎水(☵)、上离火(☲),火在水上,犹如七楼着火却在六楼倒水,则下水不能制约上火,上火更不能蒸腾下水,水火不能互相为用。应之于人,心为君火,居人体上部,五行属火;肾为相火,居人体下部,五行属水,若肾水不能被上蒸以制约心火,心火自亢于上而不能下温肾水,如此则为心肾不交。可见,心肾不交的病理状态与未济卦的状态类似。故中医学将心肾不交又称为水火未济。

第六节 意象思维与诊断理论

中医诊断技术自西周时期的萌芽到明清时期的完善,经历了从简单到繁杂,从零散到系统,从幼稚到日趋成熟的过程。《素问·阴阳应象大论篇》云:"善诊者,察色按脉,先别阴阳;审清浊,而知部分……按尺寸,观浮沉滑涩,而知病所生。"②即从疾病征象入手,经过总结归纳,使之多维化,抽象化,进而从整体上把握机体病理变化。医生通过对人的气色、神情、体态、气味、声音、脉象及生活习惯、环境等内容的了解,对人形成整体的印象,以察其生命活动的

---

① 闵范忠,赵春江.从"痞"卦谈痞证[J].河南中医,2008,28(9):1-4.
② 田代华整理.黄帝内经素问[M].北京:人民卫生出版社,2005:13.

失衡之处。对于整体性和动态性的强调，使得中医诊断的对象不是疾病，而是人；不是具有一定形态结构的组织或生物体，而是人整体的生命活动所表现出的象；其结论不是某种微观机制的表达，而是人体生命活动平衡的偏离所表现的象。因此，诊断的结论也就不再是某种具体的病菌或病毒，而是整体性和功能性的综合概括①，也可以理解为是一种意象的结论。

若从意象思维的角度来理解，疾病的诊断过程是一个"寻象求机"的过程，即在临证中运用四诊合参的方法观察表露于外的实物之象，揭示具有内在联系的本源之象，推断疾病演变的规律之象的过程。四诊所获取的信息都含有象的因素，辨证的过程就是取象辨象的过程。因此辨证论治从某种意义上也可以理解为辨象论治。在中医诊断过程中，由于受到中国传统文化观念、中医学理论、传统的技术操作规范等各种因素的影响，其表现出独特的发展规律和运用特点，尤其以司外揣内和揆度奇恒为代表性的思维方式，而两者均是以象为基本要素去实现诊断思维过程的。

一、司外揣内

1. 司外揣内是基于整体观念的据象辨证模式　司外揣内，又称为以表知里，是通过观察事物外在的表象，来揣测分析其内在变化的认知方法。司外揣内在中国古代科技领域中具有普遍的适用性，如在天文领域的"仰观其象，虽远可知"②（《素问·五运行大论篇》），在地质领域的"上有丹砂者下有黄金"③（《管子·地数》）等。在中医学中也不例外，可"视其外应，以知其内脏，则知所病"④（《灵枢·本藏》）。

司外揣内方法是感官技艺与形象思维互相结合的经验积累，这种方法不破坏对象的整体性，侧重于从综合辨证的角度来认识人体疾病的内外联系。中医学通过对生命现象的观察、辨认，形成感性认识，进而发现并归纳

① 刘佩珍,刘月生.论中医辨证论治的象思维特性[J].上海中医药大学学报,2008(5)：24-26.
② 田代华整理.黄帝内经素问[M].北京：人民卫生出版社,2005：132.
③ 管仲著,孙波注释.管子[M].北京：华夏出版社,2000：411.
④ 田代华,刘更生整理.灵枢经[M].北京：人民卫生出版社,2005：100.

生命状态的本质属性与表现于外的现象的固有联系，形成概念，完成对"象"的研究，即司外揣内之"司外"的阶段。然后，由概念展开判断推理，进入"揣内"阶段，即根据已掌握的现象与状态的对应关系，通过取象比类进行归类判断，推测出未知的生命状态，完成了由现象把握本质、由感性上升到理性的认识过程①。司外揣内强调通过对生命现象（尤其是脏腑功能状态）的观察研究，并经过理性思维的过程，把握生命运动的本质规律。

中医诊法中的望、闻、问、切四诊是"司外揣内"诊察原则的具体运用。患者外在的临床表现是中医认识疾病的主要依据，而分析研究这些表现的重要方法就是从唯象理论出发的意象思维模式，即着眼于对现象的规律性进行描述，并借助大脑中储存的已知具象，对其机制作生动、直观的联想、类比和演绎，试图通过形象性构想去由此及彼、由表及里，从而把握病理变化的内在规律。人体外部，特别是面部、舌、寸口脉等部位通过经络的循行，直接或间接地与五脏六腑相通，局部病变可以影响到全身，而体内的气血、脏腑、经络等的病理变化，必然会在其体表相应的部位反映出来。因此，观察神、色、形、态、舌、脉等外部征象的变化，不仅可以了解人体的整体情况，而且可作为分析气血、脏腑等生理病理状况的依据。以望形体和姿态为例，无论是形体胖瘦、体质强弱，还是人的动静姿态、异常动作等都与脏腑精气的盛衰和气血的有余不足相关，都可预测疾病的易感性和病后的转归趋势②。

整体观是中医司外揣内之诊断思维方式的重要理论基础。任何疾病，不论致病原因为何，病变部位何在，都是整体功能失调的结果。例如，咳嗽虽病位在肺，但《素问·咳论篇》有"五脏六腑皆令人咳，非独肺也"③之说；痈疽虽然发于体表局部，但《灵枢·玉版》亦认为其病机在于"喜怒不测，饮食不节，阴气不足，阳气有余，营气不行"④的整体失调。中医诊断学发展史上出现的面部的脏腑划分、舌面的脏腑分部、眼睛的五轮学说、寸口脉的脏腑定位、尺肤诊法等都遵循了司外揣内、见微知著的原则。《灵枢·邪气脏腑病形》中将其比喻为

① 任秀玲，赵清树，程振芳.司外揣内构筑"现象—状态医学"的方法[J].中国中医基础医学杂志，2005(3)：223-224.
② 张岚，刘春强.中医诊断学"司外揣内"思维浅析[J].中医杂志，2011(11)：982-984.
③ 田代华整理.黄帝内经素问[M].北京：人民卫生出版社，2005：75.
④ 田代华、刘更生整理.灵枢经[M].北京：人民卫生出版社，2005：118.

"本末根叶之出候也,故根死则叶枯矣"①,可谓司外揣内之诊断原理的形象概括。《灵枢·刺节真邪》以取类比象的方式指出:"下有渐洳,下生苇蒲,此所以知形气之多少也。"②即从苇蒲的繁茂程度可以推断其下面湿地的大小肥瘠。由此类推,人体外部的表象与内在的变化也必定存在相应的关系,这些方式或比喻都是基于人体的整体观而形成的。

总之,司外揣内是中华民族在长期对人体生命活动及疾病状态的观察、探索过程中,积累大量医学经验的基础上,汲取、移植先秦哲学思想和逻辑思维规律而形成的独特的医学科学方法,是为实现认识人体的"现象—状态"层面生命规律而采取的思维途径。司外揣内不仅是世界上最早形成的古代"黑箱理论",也包含着许多信息论、系统论、控制论等科学的思想元素,形成了独具特色的辨证风格,这也正是它历经千百年而不衰的合理内核③。

2. 证象是司外揣内思维方式的综合呈现 症是外部表现,是一种现象;征是即将出现的问题预兆,是一种征象;候是规律,是一种法象;证是对以上诸多"象"的概括归纳,是一种可资察证的意象④。由于中医的证候是建立在阴阳五行、藏象经络、气血津液、六淫七情八纲等理论之上的,因此中医的证候几乎普遍带有意象色彩,如"肝郁化火""寒邪直中""痰火流注""少阴兼阳明""气营两燔"等。因为证的含义决定了它不可能不具有意象性质,故古人用"医者,意也"来概括中医辨证施治的特色,非常之贴切深刻⑤。

中医辨证的过程,正是在意象思维的引导下,根据望、闻、问、切所获得的资料(象),通过相关的物象或意象以达到认识病证的过程。中医的证,从根本上说是病变在人身自然整体功能层面的反映,本身即属于象的范畴。辨证即辨象,也就是认识病"象"的规律。中医对病的认识,也是基于现象层面的共象概括,如张仲景对六经病的概括即是如此,其在论太阳病时说:"太阳之为病,脉浮,头项强痛而恶寒。"三种病象的组合构成了太阳病概念的基本内涵。这

① 田代华、刘更生整理.灵枢经[M].北京:人民卫生出版社,2005:12.
② 田代华、刘更生整理.灵枢经[M].北京:人民卫生出版社,2005:149.
③ 梅晓云.论"司外揣内"的辨证方法[J].江苏中医,2001(10):5-6.
④ 王永炎,于智敏.象思维的路径[J].天津中医药,2011(1):1-4.
⑤ 吉文辉.释《内经》"以象之谓"之象[J].南京中医药大学学报(社会科学版),1999(1):12-15.

一过程即是在以往认识构成病证理论之象的基础上，将四诊之"象"与中医理论之"象"联结，得到患者的证候之"象"①。

　　证作为中医学认识疾病的理论模型，是意象思维的产物。它的产生既是通过观察人体生理病理现象进行分析归纳，又是通过取自然社会的各种物象进行类比推理后而形成的。它是人体病象稳定的表现形式，辨证论治过程中，医者通过辨"象"来整体把握患者的生存（生活）状态，包括生理、病理、情志，甚至社会伦理关系，并预测疾病未来发展的趋势，确定证候。这不同于现代医学的诊断方式（即用生化指标的测量来描述病患的静态的疾病信息）。因为中医在诊断过程中用大量的对人体生命现象的描述代替了对人体生命运动内在机制的论述，所以中医学对患者表现于外的几乎一切症状、体征都要给以关注，如种种脉象、舌象、面色神情等西方医学从结构分析无法理解的因素，对中医辨证而言却都有重要意义。这是因为证所关注的主要是人体生命过程中的各种现象与机体所处状态的关系，与西方医学主要把握人体组织结构及其功能物质层面的病迥异。

　　然而目前对中医证本质的研究却恰恰忽略了证的"象"思维特性，多是运用还原分析的研究方法探讨证的物质基础，由于这种证模型只是医家根据收集的各种病象进行逻辑推理后而产生的一种认知模式，与它所类比的疾病原型之间缺乏必然联系，所以单纯运用还原分析的方法来探讨证的物质基础，很难从本质上揭示疾病产生的真正原因。如很多学者应用现代医学的实验方法，探索肝阳化风证的病理生理学基础，并观察异病同证的指标变化。虽然这种实验研究方法也是证本质研究的一种有益尝试，但该研究忽略了一个重要问题：肝阳化风证的形成是医家根据中医肝的特性以及在日常生活中观察到的自然界风的特性，运用取类比象等思维方法推理而来的，还蕴涵有丰富的文化内涵，所以其本质不是用几个理化指标就能说明的。因此，对中医证本质的研究，我们不能一味地运用还原分析的研究方法寻求证的特异性指标，必须追根溯源，在深刻理解意象思维对中医证理论发生发展影响的基础上，建立符合

---

　　① 戴汝为.系统学与中医药创新发展[M].北京：科学出版社，2008：82.

中医学证理论自身特点的科研方法①。

当然,辨证论治的象思维特性也存在着一定的弱点,如量化程度较差,确定性和明晰性不强。因而需要与现代医学所运用的分析还原思维互相补充、互相促进,方能在临床工作中发挥应有的作用②。

3. 司外揣内在中医诊断学中的运用举例

(1)司神"象"揣病势吉凶:望神是通过观察人体生命活动的整体表现来判断疾病吉凶的诊断方法。望神有得神、少神、失神、假神之分,经由细察患者两目、神情、气色、体态等外部特征而获得。以假神为例,其诊断意义与意象思维关系密切。所谓假神,是指危重患者突然一时之间出现某些神气暂时"好转"的虚假现象,如久病重病、本已失神的患者,突然神识清楚,目光转亮而浮光外露,言语不休,语声清亮,欲进饮食,欲见亲人,两颧泛红如妆等。其似乎好转的种种表现与整体病情的恶化不相符合,提示脏腑精气衰绝,正气将脱,虚阳外越,阴阳离绝,实属病危。古人将其喻作"回光返照""残烛复明",正是运用自然之象以解释"假神"之机,判断"假神"之危。

(2)司色"象"揣病情顺逆:望色诊断,有与生俱来的主色,有外界原因所致的客色,也有因病而致的病色。无论是主色、客色还是病色,凡其色晦暗无泽、枯萎无神者,说明脏气已夺,多为病情趋于危重的"死色"。反之,其色明亮且尚有光泽者,提示气血未绝,多为病情仍有转机的"生色"。《素问·五藏生成篇》云:"色见青如草兹者死,黄如枳实者死,黑如炲者死,赤如衃血者死,白如枯骨者死,此五色之见死也。青如翠羽者生,赤如鸡冠者生,黄如蟹腹者生,白如豕膏者生,黑如乌羽者生,此五色之见生也。"③上述记载中,无论是生色之翠玉、鸡冠、蟹腹、豕膏、乌羽,还是死色之草兹、枳实、炲、衃血、枯骨,无一不是借助自然之象或生活之象来描绘,而其诊断结论无一不是司外象以揣内脏精气竭绝与否的结果。

(3)司舌"象"揣寒热虚实:察舌象可辨别病邪性质,审定病变部位,判断机体虚实。舌体色泽、形状的异常变化,与面色异常变化的机制基本一致,并

---

① 李翠娟,巩振东.从象思维谈中医证本质的研究[J].江苏中医药,2007(4):10-11.
② 刘佩珍,刘月生.论中医辨证论治的象思维特性[J].上海中医药大学学报,2008(5):24-26.
③ 田代华整理.黄帝内经素问[M].北京:人民卫生出版社,2005:21.

在临床均可直接观察,经由医者思辨而成为诊断疾病的有效征象。例如,舌红主热,显然与意象思维有关。火焰红赤、骄阳似火等自然现象,均提示红主热的思维理念。舌红如此,他色亦然。舌诊内容中,更有舌的老嫩、荣枯等病状也反映出意象思维影响诊断悟性的烙印。

(4)司声"象"揣疾病类别:通过听辨患者言语气息的高低、强弱、清浊、缓急等一系列声象的变化以及脏腑功能失调所发出的咳嗽、呕吐、肠鸣等异常声响,可以判断病变的性质或疾病的种类。例如,古人将百日咳的声象描述为阵发性、痉挛性、后期出现鸡鸣样回声的咳嗽,又因该病咳声的特点如鸬鹚叫声而称其为鸬鹚咳。又如对于急性喉炎的咳声特点,其声象描述为"刺激性咳嗽,吸气时喉鸣,咳声如犬吠",也是以自然界常见的犬吠声象来比喻的。《素问·宝命全形论篇》指出:"夫盐之味咸者,其气令器津泄;弦绝者,其音败;木敷(腐)者,其叶废;病深者,其声哕。"①这里以盐使津泄、弦绝音嘶、木腐叶废三个实体现象揭示出一个意类——即事物存在着表里内外的联系。在此基础上,说明病深与声"哕"之间也存在着表里内外的联系,推论出哕逆之声可能是病势深重的征象,从而引导医者从"声"之"哕"去发现"病"之"深"②。恰如其分的声象描述无疑强化了医者感悟病证特点的能力,而这种能力的提升反过来也使医者更加注重对声象的体悟和运用。

(5)司脉"象"揣证候特点:中医的脉象内涵已大大超越了解剖生理层面的脉搏跳动。若从意象的角度去理解,中医的脉象是患者的脉动信息在医者头脑中的意象。医者借助自身对脉动的感受和主观的体悟,产生了独具特色的中医脉诊理论。脉象至微至精,把握其形象全在于诊脉者手指感觉的敏锐及内心的灵巧,因而即使脉象在心中清朗如星,毫厘可辨,却难以用语言将其描述到位;即便能用语言将其讲得通透,却不易将其完全清晰表达于文字。古人有"学禅不以文传"之说,认为禅学"夫心之所达,不易尽于名言;言之所通,尚难形于纸墨"③。与禅学同理,脉理幽微,辗转难辨,在心易了,指下难明。故清人周学霆有《三指禅》一书,以至精之心论至微之理。正因脉象难以言传,但

---

①　田代华整理.黄帝内经素问[M].北京:人民卫生出版社,2005:52.

②　邢玉瑞.中医象思维模式研究[J].中医杂志,2014(17):1441-1443.

③　萧元.初唐书论[M].长沙:湖南美术出版社,1997:133.

又不能不传，所以古人创造式地运用了诸多比喻来表达脉象，古代医家借助意象思维，援自然之象述脉象，将看似玄奥的脉象描述得形象生动，在古代的技术条件和生活状态下颇为实用。这便是意象思维在脉学中的具体运用①。详述如下。

《素问·平人气象论篇》用"如乌之喙""如鸟之距""如屋之漏""如水之流"②来描述死脾脉的尖锐、点滴而出、一去不返等特点；用"新张弓弦"来描述死肝脉的急而亢奋的特点；用"如物之浮""如风吹毛"来形容死肺脉飘忽不定、散动无根的特点；用"发如夺索""辟辟如弹石"来比拟死肾脉坚硬急促的特点。又如对弦脉的描述多为"状如弓弦""端直似丝弦""绰绰如按琴瑟弦""如循刀刃"等，以此说明脉管绷直、挺然指下、按之不移的形态；对滑脉的描述多为"如盘走珠""如贯珠""荷上水珠"等，形象指出了其圆、滚、往来流利的特点；对芤脉的描述多为"如按葱管""按之如捻葱叶"等，以此说明芤脉按之空虚的特点；对于涩脉，则有"轻刀刮竹""如雨沾沙""往来艰涩"等描述，形象阐释了涩脉的脉来艰难、往来不畅的特点。后世李时珍采用意象思维的方法，对浮脉的描述最为传神，其云："浮脉法天，有轻清在上之象。在卦为乾，在时为秋……浮如木在水中浮……浮脉轻平似捻葱。"③更是以大自然中最为常见的浮木、青葱等物件来比拟浮脉的感觉，可谓深得《内经》法度精髓。故建立与古人相类似的意象思维，才是入古脉法之门户，窥《灵》《素》秘典之通径。

古代医家还以自然之象比拟平人脉在四时的动态变化。如《素问·脉要精微论篇》用"春日浮，如鱼之游在波。夏日在肤，泛泛乎万物有余。秋日下肤，蛰虫将去。冬日在骨，蛰虫周密"④此番栩栩如生的描述，将脉应四时的动态变化展示得淋漓尽致。后世医家因此总结了健康人四季脉象之变化："春弦（如按琴弦之象）""夏钩（钩者，举指来盛，去势似衰）""秋毛（脉象轻浮，虚而无力，如走兽飞禽之毛羽）""冬石（脉象沉实，犹如石沉大海）"。《素问·脉要精微论篇》还运用生活中常用的权、衡、规、矩之象来概括人体脉象的四时变化

① 章金宝,姚满园,韦琳.象思维在《黄帝内经》脉法中的运用研究[J].浙江中医杂志,2016(10):707-708.
② 田代华整理.黄帝内经素问[M].北京：人民卫生出版社,2005:36.
③ 李时珍.濒湖脉学[M].北京：人民卫生出版社,2007:53.
④ 田代华整理.黄帝内经素问[M].北京：人民卫生出版社,2005:32.

特点,言:"春应中规,夏应中矩,秋应中衡,冬应中权。"①规,作圆之具,后来引申为法度、准则之意。因为圆的物体是不平稳而容易滚动,有"趋动"的特性。这正符合春应少阳之气主升发,主动的特性。矩,正方之器。"矩"是古代量器中唯一的有角之物,这一特点也正和夏脉如钩一致。衡为秤杆,权为秤砣,衡权相对,一上一下。石毛亦相对,有质轻质重之分,如两者均入之于水,则毛浮而石沉。秋脉应秋之气始降,有万宝俱成、平于地面的特点,故秋脉应之则清虚而浮平,毛见于外;冬脉其动应如石之入水,慢慢下沉,有一种垂悬、向下的趋势,这也正应了冬天阳气闭藏,脉沉于内,就像石之入水,权锤于下的特性②。

此外,古人应天地人之象,还提出了三部九候的诊脉法。《素问·三部九候论篇》曰:"一者天,二者地,三者人。因而三之,三三者九,以应九野。故人有三部,部有三候,以决死生,以处百病,以调虚实,而除邪疾。"③这也是意象思维在脉学理论中的一种表现形式。

4. 对司外揣内诊断学价值的客观评价　首先,四诊合参是司外揣内的前提和诊断结论正确的重要保证。中医学诊法种类虽多,但都不是孤立的,而是彼此相互关联。历代医家之所以如此重视多种因素的综合分析,就是因为在临证实践中发现,机体生命现象中的表面征象也有真有假,仅凭个别症状或体征是无法达到对资料进行全面分析,进而指导治疗这一目的的。因此,为了获取更准确的辨证结果,诊断过程中就要关注患者表现于外的全面的症状、体征,然后根据中医理论进行分析取舍,这就要求四诊合参,强调详细而全面地搜集资料④。

其次,司外揣内的辨证方法过分强调了"有诸内必形诸外"的必然性,而忽略了内外不相袭的特殊性,故舍弃了很多或许具有临证价值但不能体现司外揣内思维方式的诊断指标。特殊体征有些能够被中医理论解释,有些却不能,因此在搜集资料的过程中对一些表象的收集就有了主观人为的取舍(与中医理论合则留,不合则舍)。比如,对于便干,认为是阴液亏虚,肠道失润;对于肛门灼热,为

---

①　田代华整理.黄帝内经素问[M].北京:人民卫生出版社,2005:31.
②　郑文龙,祝光礼.《黄帝内经》"真脏脉"理论探讨[J].北京中医药,2014,33(11):831-833.
③　田代华整理.黄帝内经素问[M].北京:人民卫生出版社,2005:42.
④　张岚,刘春强.中医诊断学"司外揣内"思维浅析[J].中医杂志,2011(11):982-984.

大肠湿热;口出酸臭气,为内有宿食等。这些让人们可以凭生活经验得以理解,被人文化了的诊查内容,被中医诊法理论吸收。而那些同样是表面征象的,很有可能曾经被观察到,却难以用中医学理论解释的特殊体征,最终没有进入中医诊断学的理论体系。如现代医学中的很多特异性的诊断方法,如紫色腹纹(皮质醇增多症)、匙状甲(营养障碍)、白陶土样便(阻塞性黄疸)、尿液有苹果样气味(糖尿病酮症酸中毒)、患者身上有蜂蜜味(鼠疫)、肢端肥大症面容、胸膜摩擦感、心包摩擦感、腹部反跳痛、振水音、液波震颤、弹响指(腱鞘炎)等,这些表现于外的典型症状或体征,在诊察疾病过程中是能够被观测得到的,而且它们也都是疾病诊断的特异性指标,应该能够引起医生的重视。但是,这些典型的症状或体征在中医诊断学搜集资料时没有得到重视。即使在骨科、外科、眼科等特殊临床学科的特殊病种中存在,只因不能体现司外揣内的思维方式,不能佐证中医学的整体观,便不能堂而皇之地被纳入中医诊法体系之中①。

再次,司外揣内过分依赖医者的主观感悟能力和社会经验的积累,并非是一种简便易行的思维方法。中医意象思维要求医者面对纷纭的症情,不能只满足于对症状、体征等客观事实和数据的收集以及简单地分析处理,而是要进入到那个特定的疾病境界中去,透过现象悟本质,抓主症,用内心去领会病机的变化,尽量发挥创意和想象去分析处理各种"象",并"创造性"地提出和实施灵活的治疗方案。这个过程实际上需要医者从心灵深处去"体悟",发挥主观能动性,而不是简单地反映现实,是一种超越于具体物质形态之上的对事物的内涵、相互联系、运动变化充分理解之后的综合把握,是一种主观融合客观后形成的综合的感受②。因此,从技术操作层面而言,司外揣内的思维方式尚有些许不足之处。

二、揆度奇恒

"揆度"语出《淮南子·兵略训》,其云"能治五官之事者,不可揆度者也"③。

① 张岚.中医诊断学史论[D].哈尔滨:黑龙江中医药大学,2007.
② 黄韬,张彦瑾,徐敏华.运用"象思维"进行中医流派临床传承的思考[J].上海中医药杂志,2011(9):17-18.
③ 刘安.淮南子[M].长沙:岳麓书社,2015:148.

《说文解字》云："揆，度也。"可知"揆""度"二字同义，犹言估量、揣测、审查等。"揆度"，即揆情度理，思考谋划。"奇"为变，"恒"为常。《素问·玉版论要篇》中说："揆度者，度病之浅深也；奇恒者，言奇病也。"①揆度奇恒就是用比较的方法测度事物的正常和异常，故又称知常达变，即在观察分析处理事物时，注重事物的运动与变化发展，在基于事物整体性的基础上，运用一般与特殊的哲学观点，比较、测度、评析事物正常与异常、常变与异变的思维方法，也是建构中医理论体系及指导临床实践的重要思维方法②。

1. 揆度奇恒的中医内涵　中医学在研究生命、健康与疾病时，始终立足于整体层面，从观察人体的生理病理现象入手，来把握生命的本质规律。"揆度奇恒"的思维方法也不例外，是在整体观念的指导下，分析、比较人体五脏六腑表现在外的正常或异常变化的"象"，以揭示生命运动中相对不变的规律和生理特征（即"恒"），进而以此为基准，了解人体所出现的特殊规律和病理变化（即"奇"）。所以以"象"为切入点的司外揣内的思维方法是"揆度奇恒"的前提。揆度奇恒的方法必须与意象思维相结合，才能发挥其作用。所谓一般情况（即恒），实际是外象之常；所谓特殊情况（即奇）实际是外象之变。于中医学而言，揆度奇恒是以不病揆度病的变化，以内在不变的规律揆度外在动态变化的思维方法。大凡在医疗实践中，分析生理病理，鉴别诊断疾病，拟定治疗方案，均离不开揆度奇恒这一思维方法③。

中医学对于揆度奇恒方法的运用主要体现以下几个方面：① 将患者当下的状况与一般人正常状态相比较。如正常人一呼一吸之间，脉搏跳动约 5 次。医生诊病时，若患者脉搏跳动少于 3 次就称为"少气"，多归属于寒证或虚证；若脉搏跳动 7 次以上则为"躁"，多归属于热证或实证。② 正反相对比，以揭示生理现象或相反的病理证候。如淡红舌薄白苔是正常舌象，若舌淡苔白则为虚为寒；舌红苔黄则多属热；舌质苍老为实证，舌质淡嫩为虚证。通过寒热、虚实、正反等外部征象的对比，正常与异常的鉴别就显得十分清楚了。③ 通过相近事物的对比发现同一类事物的共同特征。如五脏藏精气而不泻，六腑传

① 田代华整理.黄帝内经素问［M］.北京：人民卫生出版社，2005：27.
② 鲁明源."揆度奇恒"思维方法的理论基础与应用原则［J］.中医杂志，2013（12）：1073－1075.
③ 全敏.《内经》揆度奇恒思维方法研究［D］.济南：山东中医药大学，2012.

化物而不藏,就是讲人体五脏与六腑的功能进行对比之后,在差异中发现的某种同一性的认识①。总之,事物具有可比性是因为其存在统一性的一面,要区别奇恒则必须承认事物的多样性。由此可知,"揆度奇恒"思维方法的理论基础是整体观,即中国传统文化中多样性服从于同一性的整体观。

2. 揆度奇恒的运用原则

(1) 天人相应——顺四时为恒,逆四时为奇:中医立足于天人相应的理念以观"揆度奇恒"之变。人体的生理功能顺应天地之气的生、长、收、藏规律则为"常",违逆四时阴阳则为"奇"。以脉象为例,春脉浮,夏脉洪,秋脉毛,冬脉沉皆为人体正常的生理性脉象。而《素问·玉机真脏论篇》曰:"所谓逆四时者,春得肺脉,夏得肾脉,秋得心脉,冬得脾脉,其至皆悬绝沉涩者,命曰逆四时。"②说明得相胜之脉,逆于四时阴阳则为病脉。所以《素问·平人气象论篇》曰:"脉得四时之顺,曰病无他;脉反四时及不间脏,曰难已。"③由此说明,是否顺应天道四时是判断恒与奇的重要原则。

(2) 胃气为本——有胃气为恒,无胃气为奇:人以胃气为本,以胃气的有无可以辨识奇恒之变。《素问·平人气象论篇》以脉诊为例,曰"春胃微弦曰平,弦多胃少曰肝病,但弦无胃曰死"与"平肝脉来,软弱招招,如揭长竿末梢曰肝平。春以胃气为本。病肝脉来,盈实而滑,如循长竿,曰肝病。死肝脉来,急益劲如新张弓弦,曰肝死"④。都是通过比较脉象的变化,根据胃气的多少有无判断平、病、死脉。同理色诊中的五色之隐然含蓄、明润光泽者,是有胃气,为"恒";若见彰然外露、枯槁无泽者,脏气外脱,为"奇"。如《素问·脉要精微论篇》曰:"夫精明五色者,气之华也。赤欲如白裹朱,不欲如赭;白欲如鹅羽,不欲如盐;青欲如苍璧之泽,不欲如蓝;黄欲如罗裹雄黄,不欲如黄土;黑欲如重漆色,不欲如地苍。五色精微象见矣,其寿不久也。"⑤可见,象中是否有胃气也是衡量奇恒的指标之一。

(3) 守中知变——中和不偏为恒,太过不及为奇:中和思想是中国传统文

---

① 邢玉瑞.中医思维方法[M].北京:人民卫生出版社,2010:1.
② 田代华整理.黄帝内经素问[M].北京:人民卫生出版社,2005:41.
③ 田代华整理.黄帝内经素问[M].北京:人民卫生出版社,2005:35.
④ 田代华整理.黄帝内经素问[M].北京:人民卫生出版社,2005:34.
⑤ 田代华整理.黄帝内经素问[M].北京:人民卫生出版社,2005:30.

化的核心精神。在中和思想的影响下,《内经》强调知常达变,如《素问·三部九候论篇》曰:"必先知经脉,然后知病脉。"[①]这里的经脉是指中正平和的常脉,即"恒";病脉则是指太过或不及的脉象,即"奇"。再如《素问·平人气象论篇》用健康人的呼吸来测定患者脉搏的迟速,曰"人一呼脉再动,一吸脉亦再动,呼吸定息脉五动,闰以太息,命曰平人"[②]。以此为判断基准,若"人一呼脉一动,一吸脉一动,曰少气。人一呼脉三动,一吸脉三动而躁……人一呼脉四动以上,曰死;脉绝不至,曰死;乍疏乍数,曰死"。由此可见,只有守中,方能知变,守中即恒,变者为奇。

(4)脉症合参——脉症相符为恒,脉症相反为奇:一般情况下,发病之后脉症相符,乃疾病之常,辨证较易,治疗愈后较好。然而,疾病的发生、发展、变化也是极其复杂的,同一疾病由于个体差异、环境不同,其表现也是千差万别的。所以,有时会出现脉象与症状看似不相一致,甚至相互矛盾的情况,《素问·五脏生成篇》有"相五色之奇脉"[③]之说(即脉与五色不相偶合之意)。脉症不符是疾病的特殊规律,体现了人体和疾病病机的复杂性,辨证较困难。为疾病表现之奇变,应认真分析脉症不符之理,或舍证从脉,或舍脉从证。明代医家张介宾在《景岳全书》中专门列出"从舍辨"一节,并指出:"治病之法,有当舍症从脉,有当舍脉从症,凡脉症不相合者,必有一真一假隐乎其中矣。"在症真脉假时,必须舍脉从症;在脉真症假时,必须舍症从脉。这是既知其常,又知其变的辨证层面提高的表现。

(5)互藏互化——奇中有恒,恒中有奇:奇与恒是从不同角度对事物的认识和划分,故两者之间存在着互相包涵的关系。致病邪气随四时气血变化而侵入,导致疾病的变化不可胜数,但总有不变的常态。把握住四时经气来祛除邪气,就把握了规律。故奇的因素中包含了恒的因子;恒的因素中包含了奇的特质,所以注定了事物在一定条件下会因为其中所包含的与本身相异的成分,而吸引着事物向着与自身对立的方面转化。《素问·移精变气论篇》说:"理色脉而通神明,合之金木水火土、四时、八风、六合,不离其常,以观其妙,以知其

---

① 田代华整理.黄帝内经素问[M].北京:人民卫生出版社,2005:43.
② 田代华整理.黄帝内经素问[M].北京:人民卫生出版社,2005:33.
③ 田代华整理.黄帝内经素问[M].北京:人民卫生出版社,2005:22.

要，则色脉是矣。"①认为察色切脉是诊病的恒常规则，但恒中有奇，即色脉随五行、四时、八风变化而变化，故必须通过其变化来把握色脉诊病的规律。《素问·经络论篇》根据络脉色诊之常与变来描述疾病之异常变化："阴络之色应其经，阳络之色变无常，随四时而行也。寒多则凝泣，凝泣则青黑；热多则淖泽，淖泽则黄赤，此皆常色，谓之无病。"②阳络的色泽随四时更替而变化，秋冬天冷则血凝泣色青黑，春夏天热则血淖泽而色黄赤，这种随四时而变的色泽谓之常色，变即常也；反之，若阳络之色不能随四时而变化，则是不正常的，正常就应该变化，常乃变也。这从某方面也说明了奇即是恒，恒也为奇的奇恒可以互化的思想。

总之，揆度奇恒源于比较方法，就势必要注重事物整体纵向和横向的关联性。《素问·著至教论篇》认为业医者必须"上知天文，下知地理，中知人事，可以长久"③。说明只有把天、地、人看为一体，才能定奇恒，知法度，才能更好地把握好自然规律的确定性和不确定性。揆度奇恒要注意疾病在整个发展变化过程中所呈现出的一系列现象，这样才能把握疾病变化的规律。只知恒常，往往拘于成规，不能独立创新；但若不能把握恒常，片面求奇，奇便不奇。"奇"是"恒"厚积薄发的结果，"恒"是传统，凝聚了历代医家最丰富的经验；"奇"是创新，包含了个体的权变才智。只有勤求古训，在对常法熟练掌握的基础上，才能创新变法，发前人之未发，成就上工，即所谓恒能生奇。也只有在守常的基础上，善于求奇达变，才能将理论知识运用得心应手，临证治病才能左右逢源，奇发巧中④。

3. 揆度奇恒在中医诊断学中的运用举例

（1）揆度形"象"辨奇恒：以肌肉骨骼的望诊为例，一般肌肉丰盈，骨骼大小适中为恒常。如《灵枢·天年》描述长寿之人的面部特征为："使道隧以长，基墙高以方……骨高肉满，百岁乃得终。"⑤而肌肉瘦削，骨骼过大或过小则代

---

① 田代华整理.黄帝内经素问[M].北京：人民卫生出版社,2005：25.
② 田代华整理.黄帝内经素问[M].北京：人民卫生出版社,2005：106.
③ 田代华整理.黄帝内经素问[M].北京：人民卫生出版社,2005：191.
④ 鲁明源."揆度奇恒"思维方法的理论基础与应用原则[J].中医杂志,2013(12)：1073-1075.
⑤ 田代华、刘更生整理.灵枢经[M].北京：人民卫生出版社,200：110.

表对应的内脏有偏倾或不坚实强健。如《灵枢·天年》所述:"其五脏皆不坚,使道不长,空外以张,喘息暴疾,又卑基墙,薄脉少血,其肉不实,数中风寒,血气虚,脉不通,真邪相攻,乱而相引,故中寿而尽也。""中寿而尽"者具有奇特的面部形态特征,因此通过望诊揆度面部奇恒可知个体的天命寿夭。正常人以身躯正直,关节转动灵活,体形平均中正为恒。若形体胖者,只要皮肤肌肉紧凑有弹性,则在一定程度上说明元气充足,是脾胃之气正常旺盛的表现,也是身体应有的恒常状态。身躯局部或关节出现变形弯曲过度削小则为病为奇。如《素问·脉要精微论篇》说:"夫五脏者,身之强也。头者,精明之府,头倾视深,精神将夺矣。背者,胸中之府,背曲肩随,府将坏矣。腰者,肾之府,转摇不能,肾将惫矣。膝者,筋之府,屈伸不能,行则偻俯,筋将惫矣。骨者,髓之府,不能久立,行则振掉,骨将惫矣。"[1]这是通过身形望诊揆度奇恒常变的范例。

(2)揆度色"象"辨奇恒

1)常色为恒,病色为奇:常色是某人在生理状态时的面部色泽,包括主色(与生俱来的基本面色)和客色(受诸多因素影响而发生的正常色泽变化)。黄种人中,健康平人的面色应是"红黄隐隐,明润含蓄",此为恒常之色。面色或局部出现本不应有的异常色泽,也提示疾病征兆,为奇。如面现青色,可能提示肝部有病。

2)善色为恒,恶色为奇:病色中明亮润泽,含蓄不露者,称为善色,表明脏腑精气未衰,胃气尚能上荣于面;病色中晦暗枯槁,真色暴露者,称为恶色,表明气血匮乏,脏腑精气衰败。《内经》中也具体论述了色诊之生候与死候的特点。如《素问·五脏生成篇》说:"生于心,如以缟裹朱;生于肺,如以缟裹红;生于肝,如以缟裹绀;生于脾,如以缟裹栝楼实;生于肾,如以缟裹紫。此五脏所生之外荣也。"[2]此为善色,预后良好。若五色彰然外露,枯槁无华则为恶色,预后不良。

(3)揆度声"象"辨奇恒:《素问·阴阳应象大论篇》言"视喘息、听音声,而知所苦"[3]。健康人元气充足,声音清脆明亮,有的甚至声若洪钟。根据五音与

---

① 田代华整理.黄帝内经素问[M].北京:人民卫生出版社,2005:31.
② 田代华整理.黄帝内经素问[M].北京:人民卫生出版社,2005:21.
③ 田代华整理.黄帝内经素问[M].北京:人民卫生出版社,2005:13.

五脏相对应原理,宫、商、角、徵、羽五音分别对应于人体脾、肺、肝、心、肾。如宫音浑厚圆润,则说明脾气充足,羽音清脆则提示肾精充足等。此皆恒常之五音。若声音异常奇变,可以判断出疾病之所在与原因。如《素问·脉要精微论篇》说:"五脏者,中之守也。中盛脏满,气盛伤恐者,声如从室中言,是中气之湿也;言而微,终日乃复言者,此夺气也;衣被不敛,言语善恶,不避亲疏者,此神明之乱也。"①《金匮要略·脏腑经络先后病脉证》中也提道:"病人语声寂然喜惊呼者,骨节间病;语声喑喑然不彻者,心膈间病;语声啾啾然细而长者,头中病。"②

(4)揆度脉"象"辨奇恒:《素问·疏五过论篇》曰"善为脉者,必以比类奇恒,从容知之"③。意指揆度脉之变化可了解正气强弱、疾病的性质、发展与推测疾病的预后。

平脉为恒,病脉为奇:与平脉比较,若脉率、脉律或脉形发生奇变,则预示着各种疾病的发生。正如《素问·三部九候论篇》云:"察九候,独小者病,独大者病,独疾者病,独迟者病,独热者病,独寒者病,独陷下者病。"④所谓"恶者可见""独处藏奸"可以看作是诊脉法的总则。这也正是用揆度奇恒的思维方法处理问题的典范。

病脉有胃气为恒,绝脉真脏脉为奇:脉有胃气主要是指脉象柔和有力,节律一致。《素问·平人气象论篇》指出:"平人之常气禀于胃,胃者,平人之常气也。人无胃气曰逆,逆者死。"⑤脉有胃气为恒常生理现象,是生命得以维持的根本,也是疾病得以痊愈之根本。脉动失去从容和缓及正常的节律,如脉来弦急绷紧,坚硬搏指;或脉来浮散无根,杂乱不均等,均表示胃气将绝,五脏真气败露,生命重危。如肝脏真气败露时,脉弦劲如按于刀锋上,称为"但弦无胃"。又如脾脏真气败露时,脉的间歇如屋漏水点滴而下,良久一次,称为"但代无胃"。这些均属真脏脉,也称七绝脉。真脏脉相对于有胃脉

---

① 田代华整理.黄帝内经素问[M].北京:人民卫生出版社,2005:31.
② 张仲景著;吕桂敏、周鸿飞点校.金匮要略方论.金匮要略心典[M].郑州:河南科学技术出版社,2017:4.
③ 田代华整理.黄帝内经素问[M].北京:人民卫生出版社,2005:194.
④ 田代华整理.黄帝内经素问[M].北京:人民卫生出版社,2005:43.
⑤ 田代华整理.黄帝内经素问[M].北京:人民卫生出版社,2005:34.

而言则为奇脉。

第七节　意象思维与传统中药理论

　　传统中药理论的发展亦离不开意象思维的指导。对于这种思维方式，我们应该将药物理论与临床实践相结合，做到认识—实践—再认识，形成一个循环往复以至于无穷的过程，如此可为中药学应用的发展和探究提供广阔的思路。例如：人参因其形似人体，古人运用意象思维，以形补形，认为人参的形状与人体的形态比较相像，推导人参有补养人体的功用，人以气为本，故人参有补气之功。这将更容易理解为何人参有"大补元气"之功。《本草汇言》记载人参为："补气生血，助精养神之药也。"①中医药学所提及人参有补养气血、助精养神等功效，与现代医学所讲的延缓衰老是相对应的，并且现代药理研究已表明，人参中的人参皂苷确有延缓衰老的作用，人参延缓衰老的主要化学成分是人参皂苷及酚酸化合物，并且不同的人参皂苷延缓衰老程度不一样，酚酸化合物中含有清除自由基的抗氧化物质，可与人参皂苷共同提高延缓衰老的功能。人参的活性成分除了上述提到的人参皂苷和酚酸化合物外，还有人参多糖、挥发油、氨基酸、微量元素等，人参的现代药理作用有抗休克、降血糖、抗炎、抗肿瘤等作用，其药理活性具有双向调节作用。可见，现代药理研究结果既佐证了中药学中人参的固有功效，又通过现代研究手段发现人参亦有治疗多种疾病的功效。这些研究说明意象思维在中药功效等方面的运用是值得肯定的。这并不是认可用逻辑概念思维方式改造传统中医学的说法，而是从现代药理研究的角度证明意象思维在推导中药功效等方面具有积极意义，并证明我们最具有原创性的意象思维方式不是陈旧的，同时也启发我们在临证治法中要善于运用意象思维，做到知常达变，触类旁通，从而进一步推动中药学的前进和发展。

　　传统中药理论的基本内容包括：四气五味、升降浮沉、归经、配伍等。它是千百年来，古人基于长期直观的试药用药经验，通过整体联系、意会体悟、联

---

　　①　倪朱谟.本草汇言[M].上海：上海科学技术出版社，2005：10.

想类推等意象思维方式的指导，而获得的对药物性能的认识。清代医家徐大椿就曾指出："凡药之用，或取其气，或取其味……或取其所生之时，或取其所生之地，各以其所偏胜而即资之疗疾，故能补偏救弊，调和脏腑，深求其理，可自得之。"①汪昂在《本草备要》中更以例相附："药之为物，各有形、性、气、质，其入诸经，有因形相类者，如连翘似心而入心；荔枝核似睾丸而入肾。有因性相从者，如属木者入肝，属水者入肾；润者走血，燥者走气。有因气相求者，如气香入脾；气焦入心之类。有因质相同者，如药之头入头；干入肢；皮入皮。又如红花、苏木汁似血而入血。自然之理，可以意得也。"②古人对这些药物功效的理论，皆借助意象思维的方式来认识和总结。兹通过下文具体论之。

一、四时之象与药物理论

1. 以四时象释药物性质　四时乃自然界的春、夏、秋、冬四个季节。古代医家通过观察药物的"生之时与成之候"来推得其药性。如夏枯草，古人认为，夏枯草生于冬末，长于三春，正得水木之气。遇夏则枯者，木当火令则其气退谢，故用以退肝胆经之火。再如冬虫夏草，古代医家皆将冬虫夏草视为"灵品"。清代医家唐容川解释说："此物冬至生虫，自春及夏，虫长寸余粗如小指，当夏至前一时犹然虫也。及夏至时，虫忽不见，皆入于土，头上生苗，渐长到秋分后，则苗长三寸，居然草也……观其能化雪，则气性纯阳，盖虫为动物，自是阳性，生于冬至，盛阳气也。夏至入土，阳入阴也，其生苗者，则是阳入阴出之象，至灵之品也。故欲补下焦之阳，则单用根，若益上焦之阴，则兼用苗。总显其冬夏二令之气化而已。"③

2. 以四时象示用药所宜　古代医家认为，四时之气象各有不同，故应根据四时气象指导用药。如四时之中，春之气象为升，夏之气象为浮，秋之气象为降，冬之气象为沉。故李时珍指出四季用药的总则，即：春季应加辛温之药以顺春升，夏季应加辛热之药以顺夏浮，秋季应加酸凉之药以顺秋降，冬季应

---

① 徐大椿.神农本草经百种录[M].北京：学苑出版社，2011：7.
② 汪昂.本草备要[M].沈阳：辽宁科学技术出版社，1997：2.
③ 黄杰熙评注.本草问答评注[M].太原：山西科学技术出版社，1991：26.

加苦寒之药以顺冬沉。

二、五行之象与药物理论

受五行理论影响,古代医家善引五行之象阐释药物的性质与功效。正如《本草问答》所言:"辨药之法,以形色气味,分别五行,配合脏腑,主治百病,是诚药理之大端矣。"①

1. 以五味之象释药物作用　药物有辛散、酸收、苦坚、咸软、甘缓等特性。辛味药有升散疏泄之用,故多用于外邪袭表或气滞血瘀;酸味药有收敛固涩、生津止渴之用,故多用于虚喘久咳、自汗盗汗、久泻久痢、津伤口渴;苦味药有泻火坚阴、清热燥湿、降泄逆气之用,故多用于阴虚火旺、火毒炽盛、湿热内蕴、肺胃气逆、腑气不通;咸味药能软坚散结、清热润燥,故多用于瘰疬瘿瘤、痰核积聚、燥屎内结、燥热伤阴;甘味药有缓急止痛、调和药性、和中护胃、补益正气之用,故多用于拘挛作痛、配伍峻药、正气亏虚。

2. 以五色之象释药物作用　"色"是凭视觉直接感知的象。古代医家观察到药物颜色可直接反映药物的性能功效。《灵枢·五色》曰:"以五色命脏,青为肝,赤为心,白为肺,黄为脾,黑为肾。"《本草备要》提出:"凡药酸属木入肝、苦属火入心、甘属土入脾、辛属金入肺、咸属水入肾,此五味之义也。"②如临床多用青色药物(青皮、扁青、青黛等)治疗肝经相关的疾病;用赤色药物(丹参、赤芍、鸡血藤等)治疗心经相关的疾病;用黄色药物(黄芪、黄连、灶心土等)治疗脾经相关的疾病;用白色药物(石膏、百合、白芷等)治疗肺经相关的疾病;用黑色药物(磁石、玄参、熟地黄等)治疗肾经相关的疾病。

三、外显形象与药物理论

1. 援药物形象释药效　在长期的生活观察和医疗体验基础上,古代医家

---

① 黄杰熙评注.本草问答评注[M].太原:山西科学技术出版社,1991:4.
② 汪昂.本草备要[M].沈阳:辽宁科学技术出版社,1997:1.

运用意象思维,认为药物的形态结构与人体类似的形态结构之间可能存在着某种关联性,因此在探求药物的治疗作用时,常常借药物的外在形象述其药效或指导临床用药思维。

这种援药物形象释药效看似无药理佐证,实则与现代医学有着相通之处。现代医学常从相关的动物脏器或组织中提取成分以治疗对应脏器或组织功能的失调。如提纯动物成骨中的成骨蛋白用于治疗骨质损伤;食用哈士蟆油(雌性哈士蟆输卵管的干燥物)用于延缓衰老;从甲状腺分离出甲状腺素用于治疗甲状腺功能减退等。可见,现代医学的制药与古代医家对药物的认识有着异曲同工之妙。当然,古代医家借助药物形象所推得的药物功效最后均需要临床效验方可成为准绳。这种效验古人一直在做,今人的临床实践也在继续检验着。

兹举例说明药物形象与药效的密切关系。如肉苁蓉象人之阴而滋润黏腻,故能治前阴诸疾而补阴气。石钟乳之象为下垂而中空,以其下垂,故能下气,以其中空,故能通窍,又因钟乳乃石汁如乳者所溜而成,与乳为类,故能下乳汁。狗脊因其遍体生毛而多节,颇似狗之脊,而诸兽之中,唯狗矫捷,而此药似之,故狗脊能入筋骨机关之际,去其凝滞寒湿之气,而使之利健强捷也。百合色白而多瓣,形似肺脏,且有遇秋则花开的特点,可得金气之全者,故可清补肺金,具滋阴养肺之功用。人参因状似人形而有补益神效,故而有补气养血、助精养神之效,并被后世作为大补元气之要药。凡此种种,不胜枚举。

2. 援药物部位象释药效　从大范围讲,药物部位系药物不同的组织、器官;从小范围讲,系同一器官的不同部位或结构。就大范围而言,中医看到植物药的花叶位于茎梢之上,随风多可翩翩起舞,由此联想因其居高位而禀轻扬之气,故多能散头目之邪。如金银花、连翘、竹叶、甘菊能清上焦头目之热。子实较重而降多,故多有行气下气之效。从临床实效来看,金银花、竹叶、桑叶、甘菊等确为温邪初感、邪在上焦时的常用药,而川楝子、莱菔子、牵牛子等只有行气降气之效。

就小范围而言,古人亦观察到同一器官的不同部位其药效也是不同的。《汤液本草》指出:"大凡药根有上中下,人身半以上,天之阳也,用头;在中焦用身;在身半以下,地之阴也,用梢,述类象形者也。"①比如麻黄用苗以发汗,因其

---

① 王好古.汤液本草[M].北京:中国中医药出版社,2008:18.

苗细长中空,象人毛孔,而气又轻扬,故能发汗,直走皮毛。而麻黄根则其根坚实而味涩,故能止汗。又如当归,《雷公炮炙论·序》有言:"若要破血,即使头一节硬实处;若要止痛、止血,则用尾;若一时用,不如不使,服食无效。"张元素等后世医家进一步将当归头、身、尾作药性区分,有当归头能破血,身能行血,尾能止血的经验总结。

3. 以药物质地象释药效 质地之象更强调的是构成药物的具体质地。如《本草问答》所言:"动植之物,性皆不镇静也,唯金石性本镇静,故凡安魂魄、定精神、填塞镇降,又以金石为要。"①故甲壳、贝壳、金石类药材因质地沉重而常用于心神不安病症。地黄、当归等药,质地润泽而显富含阴液之象,故用于阴血不足证。僵蚕因风而僵,故善引祛风之药,以治风邪。松脂能治痈疽疮疥之疾,盖此等病症皆皮肤湿火所郁,必腐肉伤皮,流脓结痂而后愈,而松之皮,日易月新,脂从皮出,全无伤损,感其气者,即成脓脱痂而愈。龙骨有重镇安神、收敛固涩之效。乃是因为龙得天地纯阳之气以生,藏时多,见时少,其性至动而能静,故其骨最黏涩,能收敛正气,因此凡心神耗散,肠胃滑脱之疾,皆能治疗。

4. 以药物习性象释药效 习性指动物的生活习性,植物的生长特性。古代医家通过对一些动植物习性的观察,进行联想,指导临床用药,可谓匠心独具。如蜈蚣走窜之力最速,故一切疮疡诸毒皆能用它消之。正如叶天士所言:"凡虫蚁皆攻,无血者走气,有血者走血,飞者升,地行者降。"②桑螵蛸为桑上螳螂所生之子,螳螂于诸虫中最有力,而其子最繁,则其肾之强可知,故而有益精生子、补益肾气之功效。麝香有出秽气、杀虫之功效,因麝喜食香草,其香气之精,结于脐内,为诸香之冠。香者气之正,正气盛,故能除邪辟秽。蛇床子虽生长在阴湿卑下之地,但其性芬芳燥烈而不受阴湿之气,故入于人身,亦能达下焦湿气所归之处,治疗妇人阴中肿痛、男子阴痿、湿痒等下体湿毒之病。冬瓜子长在瓜瓤之内,瓤易溃烂,冬瓜子却没有腐烂,故冬瓜子善治腹中结败诸痈,而涤脓血浊痰。

---

① 黄杰熙评注.本草问答评注[M].太原:山西科学出版社,1991:83.
② 叶天士.临证指南医案[M].北京:华夏出版社,1995:568.

四、物候象与药物理论

许多名贵药材,都有特定的产地,故历史上有"道地药材"之说。道地药材是指在某些地域内,特定的自然生态环境如地形、土壤、水分、气温和光照下所产的某种药材,其较同种药材在其他地区所产者品质更佳、疗效更好。

古代医家认为,人参之所以能大补元气,是因为人参生于北方,北方属五行之水,人参秉水中阳气,故与人之气化相合,所以大能补气。川贝母、生石膏、桑白皮等药应该以川西产者为佳,因为西方属五行之金,此类药得金气之清,可以利肺降痰或清金去热。而地黄和山药则以河南产地者为佳①。

现代研究也证明物候象与中药药效的关系。如金银花以所含绿原酸为指标,河南、山东一带道地产品的含量为 4%～7.59%,而其他非道地产品的含量大多在 3% 以下。又如河南焦作的怀地黄,其有效成分梓醇含量为0.435%～0.811%,而山东、陕西等地所产地黄中梓醇含量仅为 0.01%～0.06%②。再如长白山的野山参,我国东北、朝鲜和日本的园参,不但含人参总皂苷的总量不同,而且皂苷种类及含量也不一样。他如四川的贝母、附子,内蒙古的甘草,云南的三七、茯苓、木香,山西的黄芪、党参,西藏的红花等,都是历史悠久、享有盛名的道地药材,质量高,疗效好。对于其中的道理,《本草蒙筌》解释云:"凡诸草本、昆虫,各有相宜地产。气味功力,自异寻常。谚云,一方风土养万民,是亦一方地土出方药也……齐州半夏,华阴细辛,银夏柴胡,甘肃枸杞,茅山玄胡索、苍术,怀庆干山药、地黄、歙白术、绵黄芪、上党参、交趾桂。每擅名因地,故以地冠名。地胜药灵,视斯益信。"③

五、意象思维与中药配伍

配伍指根据病情需要和药性的特点,有目的有选择地将两味或两味以上

---

① 梁飞,李健,张卫,等.谈"道地药材"的形成原因[J].中国中药杂志,2013,38(3):466-468.
② 卢颖.寻找道地药材(之一)[J].家庭医药,2008(6):16-17.
③ 陈嘉谟.本草蒙筌[M].北京:中医古籍出版社,2008:11.

的药物配合同用。

《神农本草经》提出了"七情"配伍的用药准则，即单行、相须、相使、相畏、相恶、相反和相杀。

例如，将夏枯草和半夏配伍治疗失眠症，即是中医意象思维的体现。中医认为，半夏是"夏至而生"，合金火之味；夏枯草则是"夏至而枯"，退木火之气，两者恰好承接阴阳转换。夏枯草和半夏配伍使用，意在调摄阴阳，引阳入阴，调节气机，故对失眠常有奇效。《冷庐医话》卷三引《医学秘旨》云："余尝治一人患不睡，心肾兼补之药遍尝不效。诊其脉，知为阴阳违和，二气不交。以半夏三钱，夏枯草三钱，浓煎服之，即得安睡，再投补心等药而愈。盖半夏得阴而生，夏枯草得至阳而长，是阴阳配合之妙也。"

又如《本草思辨录》援引张隐庵、张令韶所言，指出仲景抵当汤和抵当丸将虻虫、水蛭联用的原因之一就是"虻虫、水蛭，一飞一潜。在上之热，随经而入，飞者抵之；在下之血，为热所瘀，潜者当之"[①]。凡此种种，皆体现了中医意象思维的运用。

综上，意象思维作为中华民族极具特色的原创思维之一，具有极大的灵活性，其对传统中药理论的产生和发展产生了重要影响。现代一系列药理研究已充分表明意象思维在中药功效等方面的运用是值得肯定的。

当然，需要指出的是，古人的意象思维方法毕竟是以自身的生活经验为基础的，其不能保证结论的必然性。合理使用意象思维的一个必要条件是"象"之间确有联系。不过一旦越出了生活经验及其知识所把握的范围，意象思维所得到的知识就无法保证正确或精确，甚至可能陷入含混、模糊、牵强附会乃至神秘的境地。因此，我们应将意象思维所推得的药物理论与临床实践相结合，大胆假设，效必求证，做到认识—实践—再认识，如此才能使意象思维更好地运用于中药的功效发现和应用中。

第八节　意象思维与治法治则

治则，是治疗疾病过程中所遵循的基本原则。它是在整体观念和辨证论

---

① 周岩.本草思辨录[M].北京：人民军医出版社，2015：115.

治精神指导下制定的治病准绳,对临床立法、处方、遣药具有高屋建瓴的指导意义。治法,是在治则的指导下,根据不同的病情所采取的具体治疗方法,充分体现了灵活性和多样性,从属于治则。中医对于治则和治法的选择及确立,通常会受到意象思维方式的指引,其取象于生活之态、自然之理、社会之道而推入医学之中,成就了丰富多彩的中医治病思路。

意象思维在具体的临床实践中需要医家根据象的特点形成自己的理论倾向,然后由此提出针对病情的治则治法。无论是古籍记载还是在现代临床实践中均提示,针对相同疾病或症状,不同的医家所选择的治疗方法各异,因而治疗效果也有高下之别。究其原因,大致在于各个医家对于中医各类象的理解有所不同。虽然基本象的概念已经达成共识,但是究竟如何选择针对疾病的象来指导治疗却是见仁见智的过程。

一、取生活象比拟治则治法

智慧的古人通过对种种生活现象的观察和体悟逐渐形成了许多极富生活趣味与医学哲理的治病思路。作为基本法则之一,"治病求本"一词本身就蕴含了对生活各种象的思索,是抽取生活之象运用于治则理论的典型代表。

1. 对"治病求本"治则的思考　标本是一个相对的概念,常用来概括说明事物的本质与现象,因果关系以及病变过程中矛盾的主次关系等。标本比喻事物的效应现象与元始本体。针对临床病症中标本主次的不同,而采取"急则治标,缓则治本"的法则是施治过程中的重要指导原则。《素问·标本病传论篇》所载"知标本者,万举万当,不知标本,是谓妄行"[①]之语充分体现了标本确立在治病思路拟定过程中的重要地位。

目前对于治病求本之"本",有多种探析和解释,主要有阴阳为"本",病因为"本",脾胃为"本",胃气为"本",体质为本之说,甚至还有以人体功能为"本"以及自稳调节为"本"等创新说法[②]。若从意象思维的角度进行分析不难看出,

---

① 田代华整理.黄帝内经素问[M].北京:人民卫生出版社,2005:126.
② 金香兰."治病必求于本"探微[J].中国中医基础医学杂志,2008,14(1):17-18.

究其实质,治病求本实为"本于象"。例如,从医患关系来说,患者为本,医生为标;从邪正关系来说,人体的正气为本,致病的邪气为标;从病因与症状的关系来说,病因为本,症状为标;从疾病的先后来说,旧病为本,新病为标,先病为本,后病为标;从疾病的部位来说,病在内在下为本,病在外在上为标;从现象和本质来说,本质为本,现象为标。张介宾曰:"标,末也;本,原也,犹树木之有根枝也。"标即枝末、树梢,非根本之谓;本即草木之根本、根基,医学含义皆取自树木之象,因此从标本这一名词本身即可看出意象思维对该治则的深刻影响。

2. 取生活象的治法举例

(1)三焦治法:吴鞠通在《温病条辨·治病法论》中提出了三焦病的治法特点"治上焦如羽,非轻不举;治中焦如衡,非平不安;治下焦如权,非重不沉"①。这些治法的确立深受意象思维的影响,在临床诊治上有重要的指导意义。

"羽",为羽毛,取其"轻"之象指代轻清上浮的药物,如花类、叶类药物。"治上焦如羽,非轻不举",意为治疗上焦部位的病变,要选用轻清上浮之品,否则药物就不能达到病变部位,从而起不到有效的治疗作用。以银翘散为代表,"轻"药还需"轻"法,即除用药轻清外,在煎服方法上,也强调煮散、轻煎、多次服用、时时轻扬。

"衡",原意指秤杆,取其"平"之象指代性味平和、不升不沉之药物,如陈皮、半夏、厚朴、枳壳之类,使中焦气机升降平衡。"治中焦如衡,非平不安",指治疗中焦脾胃的病变,应选用性味平和,不升不降之品,使中焦脾胃升降平衡,脏腑安和。

"权",原指秤砣,取其"重"之象指代味厚质重下沉的药物,如龟甲、鳖甲、鸡子黄、阿胶、龙骨、牡蛎、磁石等。"治下焦如权,非重不沉",意为治疗下焦肝肾的病变,应使用味厚、质重下沉之品,使其达到下焦②。

总之,不同类的药物具有不同的作用趋向,因而也产生不同的治疗风格。

① 吴塘著,孙志波点校.温病条辨[M].北京:中医古籍出版社,2010:189.
② 陈凤芝.吴鞠通"治病法论"学术思想探析[J].辽宁中医杂志,2012(3):457-458.

吴鞠通运用生活中羽毛的轻扬之象、秤杆的平衡之象、秤砣的重坠之象来分别比附轻宣升发、平和中正、质重沉降的药物特征，并引申出治上、中、下三焦病证时遣方用药的特色，因此，是取象以达意在中医治法上的典型代表。

（2）釜底抽薪与釜底增薪：釜底抽薪是中医通腑泄热的治法，比喻如果出现高热，大汗淋漓，大便不通，脘腹痞满，腹痛拒按，甚或潮热谵语，舌苔黄糙起刺，脉滑实等症状，辨证为实热内结者，用大承气汤峻下热结，达到通腑泄热之目的。犹如锅下柴多火旺，抽去柴薪则火减热退之法，故中医将通腑泄热之法喻为釜底抽薪法。在治疗火热上炎病证时，受到炉火正旺，抽掉炉底柴薪则火势自减的启示，采用寒凉攻下的方法治疗。大便一通，火热下行，上部火热征象顿消。同理，釜底增薪也可由此类推而得，取生活中增薪助火的常识，阐释通过温肾阳以扶脾阳之法。

（3）提壶揭盖：提壶揭盖法最早出自金元名医朱丹溪的医案"一人小便不通……此积痰在肺，肺为上焦，膀胱为下焦，上焦闭则下焦塞。如滴水之器必上窍通而后下窍之水出焉。以药大吐之，病如失"。另又在其著作《丹溪心法·小便不通》论治小便不通时具体阐述了该法："气虚用参、芪、升麻等，先服后吐，或参芪药中探吐之；血虚，四物汤，先服后吐，或芎归汤中探吐亦可；痰多，二陈汤，先服后吐，以上皆用探吐。若痰气闭塞，二陈汤加木通、香附探吐之，以提其气，气升则水自降下，盖气承载其水也。"[①]可知"提壶揭盖"一法，朱丹溪最初意是专为探吐而设，将之比作滴水之器，闭其上窍则下窍不通，开其上窍则下窍必利[②]。后世进一步引申，此法可喻为用宣通肺气的办法来治疗癃闭，是在朱丹溪探吐法基础上外延的扩大，因此充分体现了意象思维运用过程中的灵活性和多义性。后世张山雷在《脏腑药式补正·膀胱部》亦言："唯开展肺气，以通水之上源，则上窍通而下窍自泄。如一壶之水，仅有在下一窍，则虽倾之而滴水不流，必为之开一上窍，则下窍遂利，此所谓下病求之于上者也。"[③]

（4）急开支河：开支河本为水利学用语，意为通过开通支流的方法以减轻

① 朱震亨、鲁兆麟主校，彭建中点校.丹溪心法[M].沈阳：辽宁科学技术出版社，1997：50.
② 李俊哲.感悟"提壶揭盖"治法[J].时珍国医国药，2010(4)：1027.
③ 张山雷著，浙江省中医管理局、《张山雷医集》编委会编校.张山雷医集（上册）[M].北京：人民卫生出版社，1995：823.

主河道的流量,从而实现稳定水流的目的。吴鞠通借用此象,用于治疗痢疾泄泻等病症,对于水泻如注者,开支河可以分流其势,从而减轻泄利之症状,并实现彻底治愈的目的。开支河法在《温病条辨》中共提到 4 次,分别为:《温病条辨》卷二第八十七条中,在分析四苓合芩芍汤治疗痢疾初起之"自利不爽,欲作滞下,腹中拘急,小便短者"症状时,指出"故以四苓散分阑门,通膀胱,开支河,使邪不直注大肠"①。第九十二条中,治疗"湿温下利,脱肛,五苓散加寒水石主之"②,吴氏认为这是"急开支河,俾湿去而利自止"。《温病条辨》卷三第四十一条,用香附旋覆花汤治疗时邪与里水相搏之证时指出:"茯苓、薏仁开太阳而合阳明,所谓治水者必实土,中流涨者开支河之法也。"③《温病条辨》卷四在"治血论"中提到"治水与血之法,间亦有用通者,开支河也;有用塞者,崇隄防也"④。吴氏在以上不同篇目中应用该法,均是通过利小便以实大便的方法以治疗泄利,而利小便即所谓的开支河。中国自古就有大禹通过"岷山导江,东别为沱"来治疗水患的传说。这种文化烙印镌刻入中医治则领域,给后世医家"开支河以泻水"的启示,也正是据象类推思维模式的深刻再现。

其他,如截断扭转、引火归元、醒脾、疏肝、透表、通窍、达原、祛风、潜阳、燥湿、安神等,几乎所有治法的名称都流露出象的意蕴,都涵盖了生活体验对治则治法确立过程的启示!

二、取自然象比拟治则治法

中国近代著名历史学家吕思勉曾说:"古代哲学,最尊崇自然力。即尊崇自然力,则只有随顺,不能抵抗,故道家最贵无为。无为非无所事事之谓,谓因任自然,不参私意耳。然道家所谓无为,即儒家为高必因丘陵,为下必川夏泽之意。"古代哲学的思维方式决定了中医的治则治法,在拮抗治疗的同时,以因任自然为其基本路向。其中,"因时制宜"是能充分体现"随顺自然"的治则。

---

① 吴塘著,孙志波点校.温病条辨[M].北京:中医古籍出版社,2010:120.
② 吴塘著,孙志波点校.温病条辨[M].北京:中医古籍出版社,2010:122.
③ 吴塘著,孙志波点校.温病条辨[M].北京:中医古籍出版社,2010:150.
④ 吴塘著,孙志波点校.温病条辨[M].北京:中医古籍出版社,2010:190.

故《灵枢·卫气行》曰:"谨候其时,病可与期,失时反候者,百病不治。"①

1. 对"因时制宜"治则的思考　因时制宜是根据四时气候的阴阳消长变化而采取适宜的治疗方法。四时气候的变化,对人体的生理功能、病理变化均产生一定的影响,根据不同季节气候的特点,来制定适宜的治法和方药或措施,或顺天地寒温而治,或依四时之气而治,或据天时宜忌而治,是因时制宜治则的具体体现。因时制宜思想的正确性、有效性及其在中医药各个方面的广泛运用,已使之上升为一种治则的高度。意象思维对中医因时制宜治则的确立及运用具有广泛而深远的影响。

中医强调的因时论治,施法用药本于"四时升降"的原则。早在《素问·六元正纪大论篇》就提出"用温远温、用热远热、用凉远凉、用寒远寒"②,具体又有某些药物的择时用药和某些疾病的择时用药。《伤寒杂病论》也指出"大法,秋宜下"③(《辨可下病脉证并治》),"大法,春宜吐"④(《辨可吐病证》),"大法,春夏宜发汗"⑤(《辨可发汗病脉证并治》)。可见,依时令立法是确定治法必须遵守的原则。明代李时珍对此亦有发挥,他在《本草纲目·四时用药例》中概括为"升降浮沉则顺之",只有顺其春夏升浮、秋冬沉降之势,因势利导,才能"使阳气之郁者易达也""使阳气易收也""使阳气不动也",既达到驱邪外出的目的,又不致损伤阳气。金元四大家补土派代表人物李东垣的顺应四时升降而行汗吐下利法的理论,也是巧妙地运用了意象思维。他在《脾胃论·用药宜禁论》中指出:"夫时禁者,必本四时升、降之理,汗、下、吐、利之宜。大法,春宜吐,象万物之发生,耕、耰、砟、斫,使阳气之郁者易达也。夏宜汗,象万物之浮而有余也。秋宜下,象万物之收成,推陈致新,而使阳气易收也。冬周(固)密,象万物之闭藏,使阳气不动也……故冬不用白虎,夏不用青龙,春、夏不服桂枝,秋、冬不服麻黄,不失气宜。如春夏而下,秋冬而汗,是失天信,伐天和也。有病则从权,过则更之。"⑥

---

①　田代华、刘更生整理.灵枢经[M].北京:人民卫生出版社,2005:152.
②　田代华、刘更生整理.灵枢经[M].北京:人民卫生出版社,2005:164.
③　张仲景原著,柳术军编译.精译伤寒杂病论[M].北京:中医古籍出版社,2003:297.
④　张仲景原著,柳术军编译.精译伤寒杂病论[M].北京:中医古籍出版社,2003:279.
⑤　张仲景原著,柳术军编译.精译伤寒杂病论[M].北京:中医古籍出版社,2003:254.
⑥　李杲原著,湖南省中医药研究所编.《脾胃论》注释[M].北京:人民卫生出版社,1976:109.

在针灸治疗方面,早在《素问·八正神明论篇》即针对针刺治法而提出"月生无泻,月满无补"[①]的观点,亦是法取时令,因时制宜的具体体现。随着经验的积累与意象思维方式的不断运用,古代医家又根据气血运行具有一定时间节律的理论,发现针灸的不同穴位都有各自的最佳选择时辰,形成了一整套时间针灸医学系统,包括子午流注、灵龟八法、飞腾八法等都是意象思维的产物。

2. 取自然象的治法举例　借自然之象来指导疾病的治疗,乃中医的重要思维特征之一,用之以说明各种治法精髓,并具有生动形象、朴素易懂之特征。以下列举数例加以阐释。

(1) 因势利导:因势利导是指在治疗疾病的过程中,综合考虑诸种因素,顺应病位、病势特点,以及阴阳消长、脏腑气血运行的规律,把握最佳时机,采取最适宜的方式加以治疗,以最小的治疗成本达到最佳的疗效[②]。因势利导涉及正气抗邪、气机升降、脏腑苦欲喜恶、经气运行、天时阴阳消长、天时五行变化、月相盈亏变化、地理差异以及患者体质情欲之势等,其中多采用类比的思维方法加以推论。如《灵枢·逆顺肥瘦》所云:"临深决水,不用功力,而水可竭也;循掘决冲,而经可通也。此言气之滑涩,血之清浊,行之逆顺也。"[③]张介宾在《类经·针刺类》注为:"水有通塞,气有滑涩,血有清浊,行有逆顺。决水通经,皆因其势而利导之耳。宜通宜塞,必顺其宜,是得自然之道也。"[④]上述《内经》原文及张氏注文,均从自然之理类推疾病过程中正邪交争之势,顺势而治,达到以最小之力而收最大之功的目的。

因势利导思想充分体现于中医祛邪的过程,其主旨在于根据病邪所在的部位,因其势而就近引导,将其祛出体外,使正气少受损伤,即以最方便的途径,最小的代价,获得最佳的治疗效果。《素问·六元正纪大论篇》中的"木郁达之,火郁发之,土郁夺之,金郁泄之,水郁折之"[⑤]等即是运用五行之象来说明因势利导的治病原则。达、发、夺、泄、折等五种治法,只是名称上的不同,其实

①　田代华整理.黄帝内经素问[M].北京:人民卫生出版社,2005:54.
②　邢玉瑞.《黄帝内经》理论与方法论[M].西安:陕西科学技术出版社,2004:203-204.
③　田代华、刘更生整理.灵枢经[M].北京:人民卫生出版社,2005:84.
④　张景岳原著,范志霞校注.类经[M].北京:中国医药科技出版社,2011:370.
⑤　田代华整理.黄帝内经素问[M].北京:人民卫生出版社,2005:74.

质无非是强调宣通畅达。明代孙一奎认为,解"郁"的原则就是要"返其自然之常",其根本之法在于因势利导,非独止于汗法。可见,上述五法只是一法,即调"郁"为"畅"、因势利导的治疗思想①。明代李时珍在前人的基础上,提出了"升降浮沉则顺之"的理论,也是针对病位因势利导的体现。周学海论其具体应用说:"凡风、寒、湿、热,散漫于周身之腠理者,无聚歼之术也,则因其散而发之。痰、血、水、食,结积于胃与二肠、膀胱之内者,已属有形,势难消散,则因其聚而泄之、渗之;邪在上脘,愠愠欲吐,是欲升不遂也,则因而吐之。邪在大肠,里急后重,是欲下不畅也,则因而利之。此顺乎病之势而利导之治也。"②(《读医随笔·散敛升降四治说略》)即强调祛邪应顺应正气抗邪之势,就近而治,以最便捷的方式浮邪外出。由此可见,中医顺势治疗,多是以意象思维为工具,援自然之理以入医学的③。

(2)增水行舟:自然界中,船的正常运行以充足的河水流量为前提。人体大便的排泄亦如舟一样需要津液的承载与润滑。中医在治疗阴虚肠液干枯、大便秘结时,受到水能行舟的启发,采用滋阴增液而通便的方法,肠液增多,大便自然通畅,这种方法称之为"增水行舟法"。如《温病条辨》卷二的增液汤方中"元参、麦冬和细生地三者合用,作增水行舟之计,故汤名增液,但非重用不为功"④,便是对补津液润肠道以通便方法的比喻说明。

(3)逆流挽舟:逆流挽舟法出自清代医家喻嘉言的《医门法律·痢疾门》,借自然之逆水流之向而挽舟上行之象说明治疗邪气内陷、久痢不愈之病,使下陷少阳之气升,内陷邪气外出,从而恢复人体的平衡状态。《温病条辨》卷二第八十八⑤、第九十六条⑥均提到逆流挽舟法,吴氏运用活人败毒散、加减小柴胡汤(即沿用俞氏之法),仿逆流挽舟之象,治疗外受风湿、内伤水谷之证和疹邪内陷之证。此即采用意象思维,将脾胃清气比为舟叶,因暑、湿、热三气胶结不解,由表入里,以致下痢不止,里急后重,正如逆水行舟不进则退的情形。欲使

①　陈曦,潘桂娟."火郁发之"探微[J].中国中医基础医学杂志,2008(2):89-90.
②　周学海,闫志安校注.读医随笔[M].北京:中国中医药出版社,1997:190.
③　孙雨来.类比思维在中医治则治法中的意义[J].中医药学刊,2003(3):370-371.
④　吴塘著,孙志波点校.温病条辨[M].北京:中医古籍出版社,2010:70.
⑤　吴塘著,孙志波点校.温病条辨[M].北京:中医古籍出版社,2010:120.
⑥　吴塘著,孙志波点校.温病条辨[M].北京:中医古籍出版社,2010:124.

舟叶前行,必大力以挽之,治以活人败毒散,用人参之"大力者负荷其正,驱逐其邪"(《医门法律·热湿暑三气门》)。可见,在古代名医的临床思维中,始终有"逆水行舟,不进则退"这一具体事物的形象。

(4)蓄鱼置介:喻昌根据鱼介之同气相求,类比人体的阴阳二气相吸,而提出"蓄鱼置介法"。《寓意草·金道宾后案》云:"蓄鱼千头者,必置介类于池中,不则其鱼乘雷雨而冉冉腾散。盖鱼虽潜物,而性乐于动,以介类沉重下伏之物,而引鱼之潜伏不动,同气相求,理通玄奥也……"①根据此法,治疗时采用"上脱者,用七分阳药,三分阴药而夜服,从阴以引其阳;下脱者,用七分阴药,三分阳药而昼服,从阳以引其阴;引之又引,阴阳忽不觉其相抱……"这一治法无疑是自然界鱼介相吸之象的深刻再现。

三、取社会象比拟治则治法

受到"身国一理"的社会观的影响,治国治军的社会学方法也被类推入中医治则的制定过程中,而扶正祛邪正是充分体现治国治军等社会理念的治则。

1. 对"扶正祛邪"治则的思考　邪正斗争是一切疾病过程中自始至终存在着的基本矛盾。扶助正气、祛除邪气是解决邪正矛盾,指导临床治疗的重要治则。扶正即固本,强调以扶持助长正气为原则,以达到战胜邪气、恢复健康的目的。祛邪即消除病邪,强调以祛除邪气力量为原则,以达到邪去正复、恢复健康的目的。中医广泛地引入意象思维来说明扶正祛邪的内涵,尤其以各种社会象的比拟更为常见。

2. 治外感如将,治内伤如相　吴鞠通在《温病条辨·治病法论》言:"治外感如将,兵贵神速,机圆法活,祛邪务尽,善后务细。盖早平一日,则人少受一日之害;治内伤如相,坐镇从容,神机默运,无功可言,无德可见,而人登寿域。"②吴鞠通用将军与丞相的职责及作用的不同,类比对外感与内伤的治法的区别。《医学源流论·医道通治道论》也指出:"治外感者以攻胜。四郊不靖,

---

① 喻嘉言著,钟新渊评注.寓意草评注[M].上海:上海科学技术出版社,1988:12.
② 吴塘著,孙志波点校.温病条辨[M].北京:中医古籍出版社,2010:188.

而选将出师，速祛除之可也。临辟雍而讲礼乐，则敌在门矣……治内伤者以养胜。纲纪不正，则崇儒讲道，徐化导之可也。若任刑罚而严诛戮，则祸益深矣。"①古代中医中，张仲景的用药方式多是"治外感如将"的典型代表，而李东垣的用药方式多是"治内伤如相"的充分体现。

3. 临证如临阵，用药如用兵　医家治则治法，恰如兵家战略战术。兵家的弱守强攻和医家的虚补实泻是他们在处理攻守和虚实这两对矛盾时的基本手法。兵家临阵，必先"多算"，分析谋划，务求深远周到，知己知彼，方能百战不殆；医者临证，必先详参于四诊，广泛收集资料，深思熟虑，方能正确辨证施治。临证施治，犹如陈兵布伍，调将遣卒，有时需大举进攻，尽量灭敌，有时应准备粮草，补充兵员，以利再战或拒敌于国门之外。作战和治病涉及的对象都是人，而"人命至重，贵于千金"，兵家的慎战和医家的慎药，这两种思想都体现了中国古代"以人为本"的传统观念②。

战国至汉代恰逢中国古代兵家思想发展的辉煌阶段，而这一时期也正是中医理论奠基之作《内经》的主要框架的形成时期，《内经》中所阐释的治则治法等理论，不可避免地吸收了当时古代兵家思想中的某些成分，用于指导疾病的治疗。《内经》中的病机、营卫、虚实、邪客、攻补等均是嬗变于兵法术语的医学名词。如从《六韬·军势》之"善除患者，理于未生"③（防患于未然）导出中医的"上工治未病""上工治其萌芽"；从《晏子春秋·内篇杂上》之反对"临难而遽铸兵，噎而掘井，虽速亦无及已"④，演化出古代预防医学思想，即《素问·四气调神大论篇》所述的"病已成而后药之，乱已成而后治之，譬如渴而穿井，斗而铸锥，不亦晚乎"！⑤ 又如兵法讲奇正，中医讲常变；兵法讲避其锐气，"勿邀正正之旗，勿击堂堂之阵"（《孙子兵法·军争篇》）⑥，《灵枢·逆顺》篇则类比兵法提出针刺时"无刺熇熇之热，无刺漉漉之汗，无刺浑浑之脉"⑦；兵法训示兵家

①　徐大椿著，张晖、王海燕点校.徐大椿洄溪医案：附医学源流论[M].北京：人民军医出版社，2011：104.

②　欧阳泽祥.兵家思想在中医治则理论中的类比应用[J].浙江中医杂志，2003(12)：24-25.

③　姜尚，徐玉清，王国民译.六韬[M].郑州：中州古籍出版社，2008：103.

④　晏婴，廖名春，邹新民点校.晏子春秋[M].沈阳：辽宁教育出版社，1998：60.

⑤　田代华整理.黄帝内经素问[M].北京：人民卫生出版社，2005：4.

⑥　孙武著，艳齐校订.孙子兵法[M].北京：中央民族大学出版社，2004：49.

⑦　田代华、刘更生整理.灵枢经[M].北京：人民卫生出版社，2005：111.

"知天知地,胜乃可全"(《孙子兵法·地形篇》)①,《内经》亦忠告医家"上知天文,下知地理,中知人事"。由此可知,兵家和医家都是以天、地、人一体观来指导各自实践,注重随机应变,辨证施术。战争以对方为敌,医者以病因为邪。兵家讲战术,重用兵之道;医家论医术,求用药之法。诚如《灵枢·玉版》中的精彩论述:"两军相当,旗帜相望,白刃阵于中野者,此非一日之谋也;能使其民,令行禁止,士卒无白刃之难者,非一日之教也,须臾之得也。"②

后世医家在述理、立法、处方、用药等方面也都受到兵家权变思想的影响。其中详论"用药如用兵"者,当推清代徐大椿,其在著作《医学源流论·用药如用兵论》中首先提出:"是故兵之设也以除暴,不得已而后兴。药之设也以攻疾,亦不得已而后用,其道同也。"③从"知己知彼,多方以制之"的指导思想出发,提出了如"断敌要道""守我来疆""老其师""捣其穴""行间之术""衰敝之日不可穷民力""富强之国可以振威武""焚其粮草,绝其内应"等很多用药攻补原则。在治则治法的具体运用中,金元时期的王好古在《此事难知·一治各有五五五二十五治如火之属衰于戌金之属衰于辰是也》中作了如下类比:"譬如孙子之用兵,若在山谷,则塞渊泉;在水陆,则把渡口;在平川广野,当清野千里。塞渊泉者,刺腧穴;把渡口者,夺病发时前;清野千里者,如肌肤瘦弱,以广服大药以养正。"④在方剂分类上,明末张介宾《景岳全书》设"八略"以立法,列"八阵"以制方。八阵即补、和、攻、散、寒、热、固、因八个部分。议论周详,正如范氏序中所言:"若将不得人,是以兵与敌也;医不得人,是以人试药也。此景岳以阵名篇之微意也。"总之,将兵法思想类推入中医的治则理论,将正邪双方的斗争比拟为两军对垒的状态,则是中医治则理论运用意象思维的主要思路。例如:

(1)清宫城以安君主:君主,在《素问·灵兰秘典论篇》中为心之称谓。宫城,在《温病条辨》中有两种称谓,一是指膻中,如《温病条辨》卷一清宫汤方⑤中

---

① 孙武著,艳齐校订.孙子兵法[M].北京:中央民族大学出版社,2004:74.
② 田代华、刘更生整理.灵枢经[M].北京:人民卫生出版社,2005:118.
③ 徐灵胎著,刘洋校注.医学源流论[M].北京:中国中医药出版社,2008:38.
④ 王好古编著,项平校注.此事难知[M].南京:江苏科学技术出版社,1985:79.
⑤ 吴塘著,孙志波点校.温病条辨[M].北京:中医古籍出版社,2010:27.

指出:"谓之清宫者,以膻中为心之宫城也。"一是指心包,《灵枢·邪客》:"心者,五脏六腑之大主也,精神之所舍也。其脏坚固,邪弗能容也。容之则心伤,心伤则神去,神去则死矣。故诸邪之在于心者,皆在于心之包络。"①故心包可看作为君主之宫城。《温病条辨》卷一明确指出"其受重者,邪闭心包之窍,则闭脱之危,故以牛黄丸,清宫城而安君主也",用相应方药实现清宫城之邪以保护君主的目的,体现了医者取社会之象以论治法之机的思维。

(2)坚壁清野:作战方法之一,语出《三国志·魏书》:"东方皆以收麦,必坚壁清野以待将军,将军攻之不拔,略之无获,不出十日,则十万之众未战而自困耳。"②坚壁,乃加固城墙和堡垒之意;清野,乃将野外的粮食、财物收藏起来之意。加固防御工事,把四野的居民和物资全部转移,以困死、饿死敌人的一种作战方法。吴鞠通借用此军事方法之象,用以指导温病的调护过程,使邪气无所依附,方有利于患者的恢复。如《温病条辨》卷二指出温病下后的禁食问题,吴氏认为"无形质之邪,每借有形质者以为依附",因此"必须坚壁清野,勿令即食"③,才能从饮食方面预防疾病的复发。

(3)围师必阙:《孙子兵法·军争篇》中首提"围师必阙"法④,是指在战斗的过程中不宜对敌人实行全面包围,而故意留下一条活路,使敌人有不战求生的想法,最后在缺口处将敌人一举歼灭。这就如同中医在治疗疾病的过程中,务必给邪以出路,否则邪无出路,必扰气机,治病留邪。中医学的"汗、吐、下"三法提倡给邪以出路,也是"围师必阙"的重要体现。如在治疗感冒初起的过程中,应避免早用补法,以免"闭门留寇"。对于一些停积在咽喉部、胸膈部或胃脘部的痰涎、宿食、毒物等,应该运用吐法,可选用瓜蒂、藜芦、食盐等药物治疗,使实邪从口排出。对于胃肠实热证、胃肠积滞证、燥屎内结证、虫积证等正气未虚之实证者,可用下法通利。方剂学中有很多经典古方均体现这一治法,如麻黄汤、瓜蒂散、大承气汤等。

---

① 田代华、刘更生整理.灵枢经[M].北京:人民卫生出版社,2005:137.
② 陈寿.三国志[M].哈尔滨:哈尔滨出版社,2010:84.
③ 吴塘著,张志斌点校.温病条辨[M].福州:福建科学技术出版社,2010:72.
④ 孙武著,艳齐校订.孙子兵法[M].北京:中央民族大学出版社,2004:51.

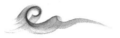

第四章
意象思维对中医学发展的展望

意象思维作为中医学极为重要的思维方式，在藏象、气血、经络、禀质、病因、药物、防治等理论的创建及发展过程中留下深刻印记。中医意象思维的路径大致可归纳为观天地以察象、立象以尽意、得意而忘象、据象以辨治等若干步骤，和以工业文明为主要孕育背景、长于微观方法及线性思维的西方思维体系相比，意象思维脱胎于农耕文明，使用象形文字，重视形象思维，开启东方智慧，最终传递着"以象达意"的科学精神。两者的形成源头、理论框架与思维路径截然不同，因此意象思维具有较强的创造性功能，是中医学实现错位竞争的优势所在，为我们重新认识中医学乃至中华传统文化的原义，提供了至关重要的思想武器。

第一节　意象思维与中医学的创新

一门学科的生命力是否旺盛，体现在其创新能力是否持久。意象思维具备原创优势，是提出和发现问题的思维[①]，因此也是引领中医自主创新的先导。尽管中医学的创新与发展需要自然科学与人文科学的有机融合及自然科学诸多学科的交叉渗透，但若要从源头上实现中医理论的创新或再造，不可能忽视意象思维的启迪作用。作为中医理论产生和丰富的哲学源头，意象思维可以凭借其灵活性、动态性、实践性等特征引领原创性理论的提出，并促成东西方各有所长的思维模式的有效共融。

一、意象思维的灵活性特征与中医学创新

意象思维的灵活性首先体现在其思维的角度是多种多样的，思维的路径是千差万别的，思维结论是不唯一，也可以是不特异的。例如，意象思维运用于人体经络系统的构建时，可以观天象，也可以察地象；可以形象化地作江河湖镇之喻，也可以抽象化地概括为点、线、面等；可以通过时间之象比拟为十二

---

① 王昆文.《内经》是象思维的代表作[J].国医论坛,2011(2): 45-47.

经脉三百六十五穴,也可以繁星之象幻化为无数的络脉或阿是穴;可以是三阴三阳哲学框架下构建的,具备命名、分布、循行、配对等诸多规律的十二经脉,也可以是依临床经验而总结出的无规律可言的奇经八脉……总之,运用意象思维时,整个思维过程是没有任何条框束缚的,完全依当时特定的可利用的象之素材或人们所掌握的哲理工具而定。这种灵活的思维变换方式,难以被人为地捕捉或归纳,而这恰恰是中医学创新的优势所在。试想,不受任何严密逻辑推导或科研规范程序的限制,其可以发挥的想象空间无疑是广阔的。

意象思维的灵活性还体现在变通性,它是指在思维遇到困难时能随机应变,即调整思维方式,开拓新的思路,而不是只进行单项发散或局限于一隅。没有变通性的思维不可能是创造性的思维。因此,意象思维就其本质而言,便已具备了灵活创新的先天优势。当然,保证灵活变通特性的思维一定是以稳定的知识结构和宏富的临证经验为前提的,而中医学尤其擅长于此,故意象思维对于创新中医学的作用不言而喻。

注重研究意象思维的灵活性特征在中医学中的应用,回归中医自身发展道路,可以帮助我们开阔中医辨证思路,知常达变,举一反三,避免临证思维的僵化和程式化,使想象力和创造力得到充分发挥,从而提高中医的临床疗效,甚至更进一步丰富中医基本理论的内涵①。

二、意象思维的动态性特征与中医学创新

意象思维承载了丰富的感性信息,它以象概念或象符号为基本思维要素,通过对诸思维要素的推演来建构多种象模型,并进一步通过这些象模型来解释并把握宇宙、社会和人生的规律(道)。在这一复杂的思维过程中,没有哪一个环节是固定不变的。观象、取象、抽象、立象等每一阶段都充分体现了十足的变易色彩,此即意象思维的动态性特征。以中医学的证候研究为例,证是某一时段患者状态的综合"映像",反映了中医学的动态观,而意象思维强调"唯变所适",进而"立象以尽意",因此意象思维或许是证候研究创新的突破口。

---

① 刘凡,鞠静,陈泽林.象思维在中医学应用举凡[J].浙江中医药大学学报.2013(2):128-131.

证的概念,在古代原本是一个无须特别阐述的、自明性的概念,为何反而在现代中医研究中却被高估为一项前途光明的研究课题? 为何投入精力和资金无数,却出现所有证本质并无特异性指标发现的困惑呢? 因为目前通行的中医科研思路与视域是受西方形态学"污染"之后的结果。如果能明晰证是意象思维的结果,是抽象化了的概念符号,就会扭转用实证方法去研究抽象符号的中医科研的困境。回顾近年来所有研究证的方法(量表学、统计学、应用数学、临床流行病调查等多种综合分析方法;基因组学、蛋白质组学、代谢组学、系统生物学等多种微观前沿方法,加之数字医学与信息网络技术的渗透融合),都从不同的侧面剖析证候的实质。但若从证的概念源头来考量,并考虑到证候与意象思维都是中医原创的思维模式,就不难想到:从意象思维中汲取源头活水,才是创造性地展开证候理论相关研究的基础。甚至诸如"心主神明""脾主运化""肾藏精""三焦为何"等一系列中医学术问题,若能明晰其全为意象思维的产物,就不难理解它们的真实含义,也不再会在相关研究中有更多的争论、困惑,甚至走更远的弯路。

三、意象思维的实践性特征与中医学创新

胡适早年提出的"大胆假设,小心求证"倍受科学界、文化界的重视。受到科学与文化双重指引的中医学无疑也可通过该思想来指导自己独特的创新之路。意象思维因其动态性和灵活性给我们提供了"大胆假设"的想象空间,但也有可能会得出许多真伪难辨的结论。因此还要通过不断地实践、试探或反证来"小心求证"其结论的真实性。如同一个人拥有了太多的钟表,往往无法知晓准确的时间,一个学科议题如果得出太多的结论,往往会导致雾里看花、水中望月的虚幻之感,看上去很美却毫无用处,徒增困惑。试举一例,意象思维在运用五行工具构筑人体藏象系统时,历史上曾出现许多种配属方式,甚至仅《内经》中就存在五行与脏腑、形体、官窍等配属上的诸多分歧,更何况就五行工具本身而言,也存在"常胜"与"无常胜"两种历史观点并存的局面。结果是以五行为主要指导工具的藏象系统在构建之初就出现大量真伪难辨的结论。随着时间推移,很多结论可能已经不再被人接受,究

其原因，即在于持续千载的医疗实践活动会将由意象思维而得出的经不起临床验证的结论逐步淘汰。当然，也有很多观点看似相悖，但同时保存下来，只不过为其使用设立了某些合理的解释、限定或相应的语境。如心为五脏六腑之大主、十一脏取决于胆、肾为先天之本、气为生命的主宰等一系列观点并存，会让中医初学者感到自相矛盾、无所适从。究其实质，这些论点因意象思维的启迪而产生，它们的存续也是基于意象思维的实践性特征而不断地去完善其合理的应用范围。

第二节　意象思维与中医学的发展

中医学以五行象构建人体藏象系统、以生活观察之象释气之生成、以天人相应之象释气血运行、以自然地理象释经络起源、以天人应象释禀质易感性、以六气象释六淫致病特点、以自然之象述脉象、援药物形象释药性等。意象思维运用的是感性直观的物象、符号或模型，故而能充分调动思维的活力，启迪人们从不同的角度去进行思考，其对人们凭借经验领悟自然界，或者是参悟社会和人生现象中某些不可言喻的深层意境，有着引导和升华作用。因此，意象思维是中华文化的主导思维，是原创性理论的母体。长期以来，我们在接受西方文化时，忽略了本土科技创新的源头，于是中华文化的意象思维离我们越来越远，中医学创新发展所依赖的思维土壤日益贫瘠。当前，随着医学发展的深入，现代医学逐渐从还原分析研究，转向关注人体和疾病的整体性、系统性、复杂性，这是中医学创新发展、突破自我的绝佳机遇，而意象思维的深入研究恰是进行中医创新和发展的基石①。

一、意象思维模糊性特征的启示

意象思维以一系列"象"来认识事物，但往往一个"象"可以包含多重含义

---

① 　毕思玲，张宇忠.论象思维在中医学中的应用[J].北京中医药大学学报，2016(4)：277－280.

和征象，由此不可避免造成了认识的模糊性，故而限制了认识的深度与精度。虽然意象思维不能对事物作深入本质的微观分析和理论发掘[①]，但其模糊性也有精确性不能替代的长处。例如精确性与模糊性的有机结合是人脑工作的有效模式，目前人脑之所以远远高于人工智能正是因为人脑具有处理模糊概念的能力。中医意象思维以"象"为工具，因而保存了宏观模糊的整体特征，因而使医者的思维具有极大的灵活性和创造性。

以中医学的研究为例，意象思维使医家不局限于人体局部病灶，而是充分联系人体生存的时间因素、地域环境、气候变化、社会心理等整体之象，广泛地运用生物学、地理学、社会学、心理学、气象学、物候学等诸多学科，从而拓展和启发了医者的学术理论和诊疗思路。可以说，中医意象思维彰显了中医学理论的独特性、学术的原创性和运用的灵活性。此外，意象思维的过程或可概括为在多个象概念的基础上，根据其特性或相互关系而形成针对临床各种病象的过程。在此过程中各医家对于象的关注点有不同的侧重，会造成治疗思路的不同，因此就会逐步形成多彩纷呈的学术流派[②]。

以中药学的研究为例，利用意象思维的模糊性，或许可以另辟蹊径进行药性理论研究，找到某些用还原分析的方法难以取得的突破。在研究思路上，可将中药放入到自然整体环境之中进行考察。对于药用植物而言，生长于天地自然环境之中，其外在之"象"受到其遗传、环境及其交互作用的共同影响，从药用植物遗传、环境的角度阐述药物的外在之象，从而进一步阐释药物外在之象与天地之象（药性）之间的关联和规律，将是诠释中药药性成因的突破口，或许为中药药性研究提供新的启示[③]。

二、意象思维局限性的反思

诚然，任何一种思维方式都有其局限之处，意象思维也不例外。尽管其灵

---

① 邢玉瑞.象思维过程研究[J].陕西中医学院学报，2014，37(1)：7.
② 邢玉瑞.取象比类——关于《思考中医》的思考之三[J].陕西中医学院学报，2006，29(2)：22.
③ 唐仕欢、黄璐明、杨洪军，等.论象思维对中药药性形成的影响[J].中医杂志，2009(6)：485-487.

活性、动态性、实践性等特征可在某种程度上启发中医学术的创新与发展，但我们也不能忽视意象思维的某些负面影响。

1. 意象思维的或然性特征增加了结论的偶然性　不同事物之间存在着同一性和差异性，同一性提供了意象思维的逻辑依据，差异性则制约了意象思维结果的准确性。意象思维的实质是以象代替概念，并由此进行类比推理。这不是严格的逻辑推理方式，因此可能会导致结论带有或然性、主观性甚至神秘性。如董仲舒《春秋繁露》运用意象思维直接将人的骨节与日数、月数相配，显然有牵强附会的痕迹。《春秋繁露·人副天数》载："人有三百六十节，偶天之数也；形体骨肉，偶地之厚也。上有耳目聪明，日月之象也；体有空窍理脉，川谷之象也；心有哀乐喜怒，神气之类也……天以终岁之数，成人之身，故小节三百六十六，副日数也；大节十二分，副月数也；内有五脏，副五行数也；外有四肢，副四时数也……"①再以中药为例，如花类和叶类中药有轻扬、上浮之象，故而可推测其有升、散的作用。果实类中药，其象是质重、沉降，据此推其有沉降作用。临床实践证明，旋覆花、大青叶等花叶类药，其药性不升反降；蔓荆子、苍耳子等果实类药，其药性不降反升。可见，运用意象思维所获取的结论，必须通过实践加以检验才可以利用，否则就可能会因错误结论而备受诟病。

2. 意象思维的思辨性特征降低结论的可信度　意象思维着眼于"象"的提取与转换，其过程体现了强烈的主观思辨性，因而导致逻辑推理的说服力不强。意象思维解释事物现象，不是试图"拷问"事物本身，而是首先把象固定为基本诠释要素，然后以此来解释所有的事物现象。毫无疑问，这一思路体现了重象轻物的倾向，因此它推演出的结论必然表现出强烈的思辨性特征。比如《国语·周语上》把地震的原因解释为"阳伏而不能出，阴迫而不能蒸②"，至于阳气有何性状，如何而伏，阴气有何性状，如何而蒸，阴阳二气如何互相作用等关键细节并未做说明。或许古人是通过对生活中蒸饭时见到水汽能够致动的现象进行类推来解释地震的机制，但是这种以类推之的推演过程完全属于主观思辨的层面，由此带来的后果就是意象思维虽然能够解释一切现象，但是这

---

① 董仲舒著，冯国超主编.春秋繁露[M].长春：吉林人民出版社，2005：203.
② 左丘明著，张华清译注，丁鼎审订.国语[M].济南：山东画报出版社，2014：18.

种解释并不一定符合客观事实。又加之中国古代科学思想少有自觉试验的传统,最终造成思辨的内容基本只限于主观臆想的阶段,而很难得到验证。某一学科的萌始阶段固然充满了假说或猜想,具有较强的主观思辨性,但要保证从假说到科学真理的迈进,要走向成熟,却不能绕开科学求证这一步骤。十分遗憾,我国传统文化中的意象思维,由于种种原因,始终停留在思辨的层面而很难取得有实质性内容的科学结论①。

3. 意象思维的普适性特征将适用范围扩大化 在意象思维的运用过程中,宇宙中的万千事物(甚至包括人生和社会、过去和未来等),都可以通过推演来加以解释。比如在阴阳五行家的眼中,阴阳五行是万事万物的本质属性。在象数易学家眼中,卦象则概括了万事万物的根本属性。意象的概念或模型一旦被确立,意象思维的运用者就会以之为基础而对一切事物进行分类或解释。意象思维理论的普适性特征来源于意象思维推演的机制。因为凡是事物必有物象,凡是物象必能被类化,凡是被类化的物象必能被象概念和象模型所统摄和解释。

意象思维的普适性特征与近现代科学的可证伪性特点相左。任何一个科学理论,皆有其适用范围,超越其范围,则会得出错谬的结论。而意象思维及其视野下的理论群体永远不能被证伪,因为它根本不存在解释界限。它无限大的解释范围似乎是个优点,但当一种理论无所不包,表现出万能倾向的时候,该理论本身就不再具有进一步发展的可能性,它成了一个自我封闭的体系,它的发展已不再是突破目前体系而再创一个更加复杂、更加精确、更加符合客观的体系,而是对目前的体系在细枝末节上进行删削添补。此时,意象思维体系已经不再具有活跃的生命力,这进一步又陷入了下面要解释的意象思维的封闭性特征。

4. 意象思维的封闭性特征阻碍了科学体系内部的变革和创新 意象思维所指导的理论一旦成熟,就难以被超越或被替换,从而无法实现根本性创新和质的发展。意象思维的封闭性特征是上述或然性特征、思辨性特征尤其是

---

① 赵中国.象思维局限性特征研究——兼从思维方法的角度答李约瑟难题[J].周易研究,2014(3):25-32.

普适性特征的必然推论。意象思维囊括万物于自身,它似乎能够提出种种哲学解释,但也因万能的解释造成其理论裹足不前,造成意象思维运用者的视域停顿于此。试举一例:产生于战国至汉代的《内经》对天人感应作了基本的规定。《素问·阴阳应象大论篇》中指出:"天有四时五行,以生长收藏,以生寒暑燥湿风。人有五脏化五气,以生喜怒悲忧恐。"①这些语言体现了在天人相应基础上的阴阳、四时、五行和人身的相关性。而1 000余年后,产生于五代至宋代的《中藏经》,也是类似论述。《中藏经·人法于天地论》云:"人者,上禀天,下委地……是以天地有四时五行,寒暄动静。"②而又在《中藏经》之后约1 000年,中医学家们还是如此的观念。如清末民初著名医家恽铁樵著《群经见智录·四时为主》时说:"天食人以五气,地食人以五味,气与味,皆四时为之……人身气血之运行,自然以四时为法则,而莫或违背。"③尽管恽铁樵的表述现代意味已浓,但内容骨架还是源自《内经》。这个例子充分说明了意象思维的封闭性特征。科学的对象是无限的,科学的理论是发展的,开放性是科学的本质特征之一。而意象思维内蕴了封闭性特征,决定了受其指导的理论从本质上很难取得重大突破,这大概是中医基本理论在《内经》时代构建之后的2 000余年中始终难以撼动其根基的主要原因④。

综上所述,尽管意象思维对中医学术的创新发现有其他思维方式无法替代的优势,但与此同时,它自身固有的具象性也容易造成科学认识局限于猜测性的思辨或表象观察描述的水平,很难将大量细致入微的观察或灵活的比附类推思路进行归纳整理,总结出具有可重复性、可比性和可检验性的定律、命题,进而构成具有逻辑结构的理论来。这些问题是中医科研工作无法回避的,如何充分发挥意象思维对中医创新的促进作用,并消弭意象思维对中医发展的束缚,将成为未来中医思维方法研究的重要议题。

---

① 田代华整理.黄帝内经素问[M].北京:人民卫生出版社,2005:10.
② 华佗撰,农汉才点校.中藏经[M].北京:学苑出版社,2007(6):1.
③ 恽铁樵著,张家玮点校.群经见智录[M].福州:福建科学技术出版社,2006:35.
④ 赵中国.象思维局限性特征研究——兼从思维方法的角度答李约瑟难题[J].周易研究,2014(3):25-32.